婀娜絢艷肚皮舞

基本動作與技巧指南

《婀娜絢艷肚皮舞：基本動作與技巧指南》

(Bellydance Basics: Pure and Simple

Text and video instructions for classic bellydance movements and techniques)

作者：Atéa

譯者：孫運瑜 (Christine Yunn-Yu Sun)

英文原著出版：Magical Motion Enterprises，2018 年

網站：www.MagicalMotion.com

中文紙本書於 2020 年由電書朝代製作發行

由 IngramSpark 隨需出版，推廣銷售

電書朝代 (eBook Dynasty) 為澳洲 Solid Software Pty Ltd 經營擁有

網站：www.ebookdynasty.net

電郵：contact@ebookdynasty.net

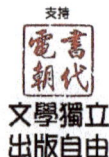

支持

電書朝代

文學獨立
出版自由

目錄

謹將此書獻給我的母親

Anna May Bach

願我此生都能用舞蹈彰顯她美麗的靈魂，慈愛的心懷

和歡悅的性情。

作者謝詞

　　衷心感謝我的丈夫和靈魂伴侶 Denis。他始終激勵我全力以赴，更和我並肩致力於這本書的創作，在藝術呈現和技術編裁方面都有莫大的貢獻（當然還有音樂的創製！）。他是如此多才多藝，我何其有幸，萬分感激，能有他這樣的人生伴侶。

　　同樣要感謝所有的舞者和學生，我有這份榮幸，多年來能和她們一起工作和舞蹈。她們的才華、溫暖、和對於人生的熱切，讓我的生命在許多方面都有所長進。特別要感謝那些全心全意投入各項舞蹈競賽、錄影製作和電視演出的優秀舞者。她們為無數觀眾帶來了歡欣和啟迪，我更有幸能成為這些歡歡樂樂的合作計劃的一份子。

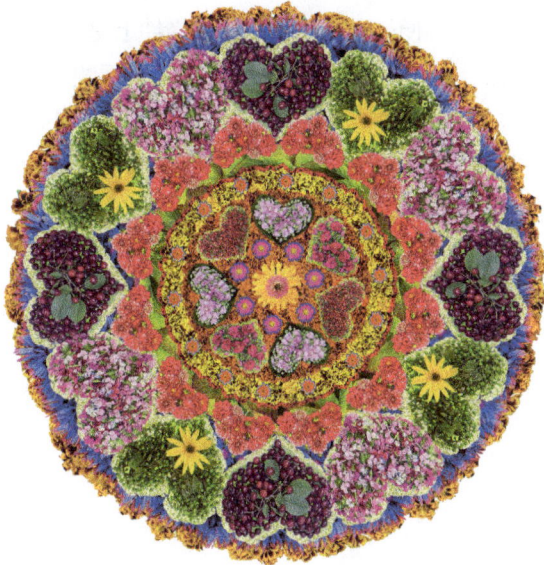

前言

　　許多年前，我初次嘗試肚皮舞，是為了找到一種值得長久享受的運動方式。從我踏出那第一步以來，這段舞蹈歷程持續精進，讓我有幸和許多優秀深刻的老師和才華洋溢的同僚合作。從這歷史悠久而文化背景多采多姿的舞蹈中，我盡力吸收了各種特色。我很快就發現，肚皮舞不只是一種婀娜絢艷的健身形式——其內涵之博大精深，遠過於此。

　　隨著舞蹈生涯的與時俱進，我得以體驗肚皮舞的方方面面，多重層次。這舞蹈的極致表達是一種神聖的天賦，而世界上許多重要的文化也傳達了類似的信念。肚皮舞足以強身健體，增益活力，振作人心，協助我們體驗真切而神性的自我。凡是熱愛此一藝術形式的舞者都能理解其魔力，讓我們得以體會縱橫古今、跨越文化的姐妹情。親身接觸這一歷史悠遠的律動藝術，妳便能在生理、心理和靈性上更愉悅而滿足。

　　這本電子書的精心設計，讓妳能透過舞蹈而展開一段自我發現和賦權的旅程。本書的主旨在於體現古典肚皮舞，其最重要的基本動作和技巧以及相關詞彙，讓這有史以來就風行全球的藝術能有簡單而直接的學習管道。

　　這神聖的藝術有著漫長的歷史。誠心祝願妳的肚皮舞歷程，能像我自己和無數其他舞者所經歷的那樣美好而充滿收穫。

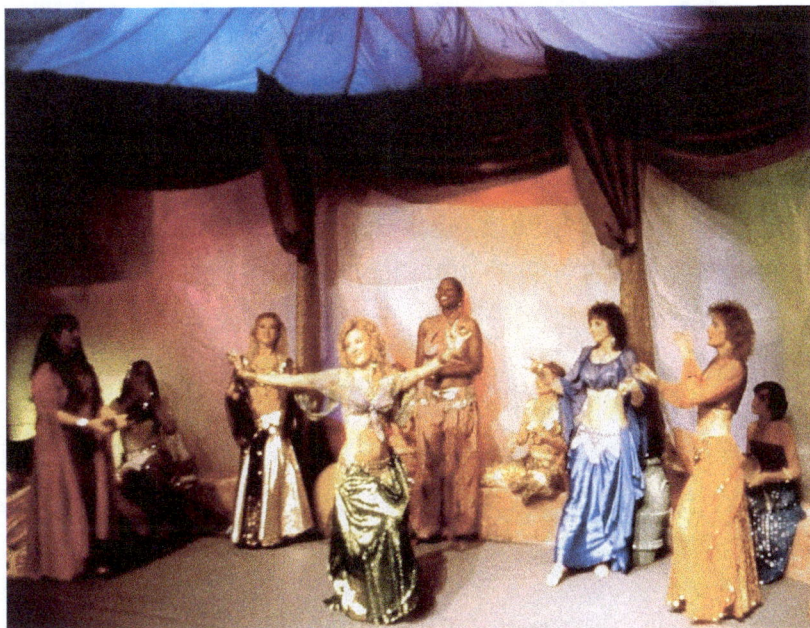

第一章：肚皮舞介紹及其貢獻

肚皮舞是一種美麗而健康的藝術形式，千年來在世界各地都有人身體力行。其具有一套特定的動作詞彙，透過傳統的既定技巧而表達。這些傳統奠定了一種古典基礎，在我們已知的肚皮舞歷史上始終如一地保存著。這古典基礎的核心精神，是今日全球許多廣受歡迎的正宗肚皮舞範式所共享的。

肚皮舞以軀體和臀部的動作為特色，但自然而充滿生機的律動當然會用到全身上下的每一部位。軀體某部位的肌肉可以單獨使用，也可以配合（或反襯）其他部位的動作。簡言之，肚皮舞是一整體而輕緩的運動形式，讓妳能追求並保持健康。

在肚皮舞中，緩慢、圓弧、波浪般的動作足以增加軀體的彈性，減輕身心壓力，加強氣血循環，促進能量運行。而快速、採取特定角度且充滿振動性的動作則能增益妳的心脈系統，鍛鍊肌肉，增加活力。配合自己心愛的音樂翩翩起舞，有助於胺多芬的釋放，足以振奮人心，有助於放鬆精神的音樂則能幫助妳用動作進行冥思。

肚皮舞的即興創作特質，能幫助妳發展隨機性和創造性，培養自信和自尊。事實上，凡是能透過身心兩方面積極實踐自我的各種特色，都已經包含在肚皮舞之中！

若妳也想強身健體，表達自我內在的藝術特質，發掘靈性，或只是單純地享受自己，享受人生，不妨試試肚皮舞。善加運用這本電子書，妳可以輕而易舉地像專業舞者那樣掌握肚皮舞的正宗基礎動作和技巧！

《婀娜絢艷肚皮舞：基本動作與技巧指南》

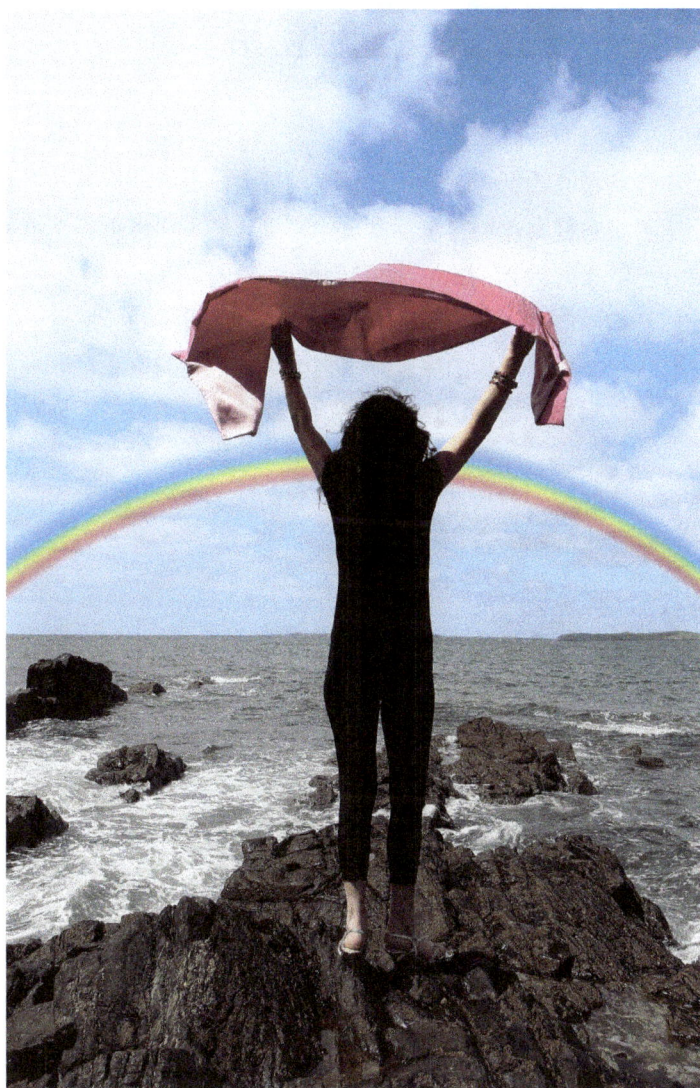

第二章：如何使用本書

　　這本書的精心設計，讓妳能了解古典肚皮舞最重要也最基礎的動作和技巧。書中各種動作均有按部就班的詳細解釋，並運用錄影指導和示範、照片、以及快速學習指南，做為輔助。

　　對大多數人而言，最有效率的教學方式是由專業教練進行一對一的舞蹈課程，以便於觀察和引導妳的進程。本書包含的資訊可以是這種實際課程的輔助資源，也可以在缺乏專業教練時，做為整體而全面性的舞蹈指南。

　　本書建議的學習方式是從簡單的動作和技巧開始，並以自己的步調逐漸增加複雜性和難度。

　　妳可以透過目錄頁，直接閱讀各章的內容。

　　本書提供了相關網址，讓讀者在需要時自行上網，以欣賞錄影指導和示範，或聆聽音樂選擇。讀者也可以同時購買電子書，透過可上網的閱讀載體，直接點擊書中提供的超連結，而欣賞錄影或聆聽音樂。

　　本書的快速學習指南，乃針對十二種基本動作、動作轉移和變化的必要技巧、以及指鈸範式所提供。這些指南在目錄頁中以黃色標明，可以在肚皮舞基礎動作和技巧的理解過程中，做為一種迅捷、便易和精準的學習參考。

第三章：起步

從十二種基本動作開始

正宗的肚皮舞範式有無數種，但絕大多數都以最基本的十二種動作為基準。對大多數的學生而言，學習肚皮舞最迅速也最簡易的方式便是掌握這十二種基本動作。

在練習這些基本動作時，請先閱讀第四章：練習用服飾、第五章：暖身、第六章：姿勢、體態和呼吸、第七章：手臂姿態和自由動作、以及第八章：隔離概念和基本技巧。這十二種基本動作的練習不需要按照本書的解說順序，因為每個人的學習速度和進展都是獨特的。妳可以從自己覺得最舒服也最容易的動作開始。

一旦掌握十二種基本動作，以及相關轉移和變化的必要技巧，妳便能奠定穩固的基礎。這是最好的出發點，讓妳能輕易學習任何一種肚皮舞範式。

練習用基本動作配合音樂

練習十二種基本動作時，妳可以配合音樂（請閱讀第十五章：動作配合音樂）。妳若想深入了解肚皮舞的古典或文化背景，則可選擇適合該背景的特定音樂。（請參考第二十五章、第二十六章、第二十七章，各種肚皮舞範式關於音樂的部份。）這些音樂乃專門為配合各種範式而選擇，以之練習基本動作能增益妳的藝術性和創造力。如果妳只是為了休閒或健身而練習肚皮舞，則任何讓妳心神舒暢或能啟迪妳活動筋骨的音樂都可使用。

練習動作轉移

　　熟悉各種基本動作之後，便是學會如何從一種動作順利轉移到另一種動作。（請閱讀第十六章，關於動作轉移技巧的部份。）一旦掌握這些技巧，妳便能優雅且輕而易舉地翩翩起舞了。

練習動作變化

　　若能掌握動作變化的概念，妳的舞技便能提升至更高層次。（請閱讀第十六章，關於動作變化技巧的部份。這讓妳能隨心所欲地創造簡單或複雜的動作。）十二種基本動作，每一種都有無窮盡的變化可能。善於運用這方面的概念，能讓妳的舞蹈更為多采多姿，也能充份發揮妳的創造力和獨特風格。

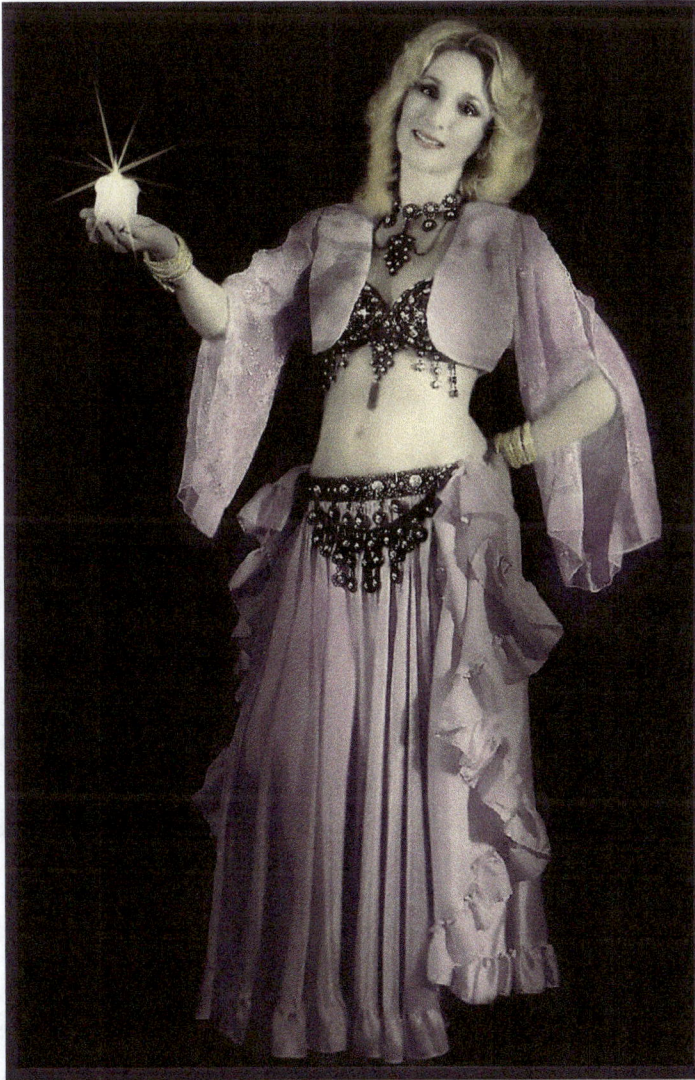

第四章：練習用服飾

　　開始練習肚皮舞時，並不需要任何特殊的服裝，然而重要的是，妳的衣服要寬鬆舒適，讓妳能自由自在地移動。太緊的衣服會妨礙妳的動作，因此，只要能穿得隨意自在，日常家居服也可以。同樣重要的是，妳的雙腳也要盡可能不受拘束——最好能赤足。

　　儘管如此，特定的練習服裝能讓舞蹈本身更愉悅。倒不是這能讓妳覺得自己像個專業舞者，而是適切的服裝能彰顯並襯托軀體的律動，讓妳能更好地觀察並評估自己的動作。此時的衣櫃裡可能已經有足夠的衣服，讓妳能搭配一套適用於肚皮舞的練習用服裝了。

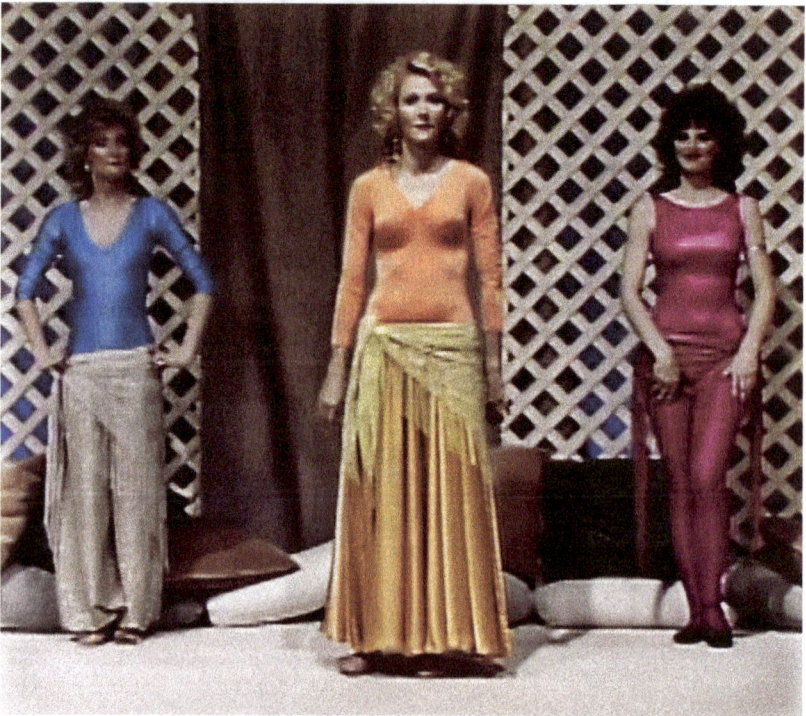

練習用配件

開始練習肚皮舞時，最重要的配件應該是某種臀飾。這個重要配件為臀部的移動增添風格，更能為這肚皮舞中常見的動作塑造個人品味。最常見的臀飾包括肚皮舞專用的臀巾（或稱臀圍）和幣（或金屬）帶。

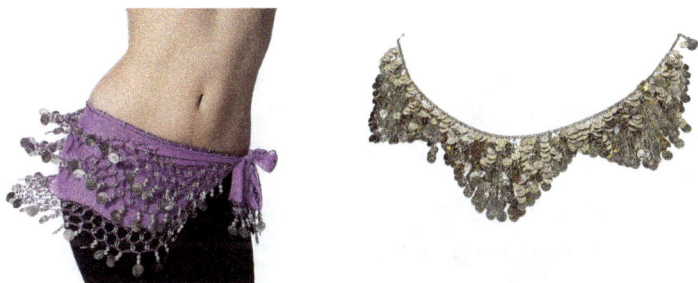

要自己製作臀巾或臀圍，可以用一條輕便或稍有重量的織布（長度至少130公分）圍在臀部，並在一側打結。打結處應該是具有主導地位的那一側臀部（即妳經常因為兩手都沒空而用來關上冰箱門或抽屜的那一邊），以強調妳的斷續式臀部動作（請見第十章：斷續式臀部動作和舞蹈示範）。如果能用具有流蘇花邊的長巾圍住臀部，那就更好了。若想進一步標榜臀部動作，妳可以去手工藝品店洽購輕巧的幣狀裝飾、亮片或珠寶，縫到臀巾或臀圍上。

（必須一提的是，臀巾或臀圍的裝飾如果是玻璃珠，就請妳多加留神：玻璃易碎，若踩上碎玻璃則更是不堪設想。比較好的做法是把玻璃珠用在專業的表演服飾上，並穿鞋以保護雙腳。）

肚皮舞練習用的幣帶可以是某種簡單的鍊狀腰帶，但圍在臀部而非腰間。妳也可以將之進一步美化，用現有的各種珠寶、鍊帶或工藝品裝飾。如果珠寶夠多，還可以自己製作項鍊、腹帶，或是裝飾兩件式比基尼泳裝的上半截，將之改造成美麗的肚皮舞胸罩。

在肚皮舞中，舞者一般穿著曳地長裙和／或燈籠褲。瑜珈褲是很好的替代品，但即便是運動褲或牛仔褲（最好是彈性布料）也可以在練習

的時候穿。妳如果有鬆緊帶腰圍的長裙，可以直接把裙腰拉至臀部，成為肚皮舞專用的練習裙。再把臀巾或臀圍以及幣帶繫上，妳的練習用服飾就差不多完備了。

為了十全十美，妳可以選穿一件豹紋或彈性布料的貼身上衣。比這更棒的是露出上腹部的短衫（即乳房和腰部之間），讓妳能觀察肚皮舞的經典動作，即上腹部的律動。妳可以嘗試兩件式泳衣的上半截，繫帶繞頸的露背無袖上衣或短背心，或是截去下半段的 T 恤。妳也可以穿普通的襯衫或 T 恤，只要衣襬在乳房下方打結即可。

在肚皮舞中，舞者的雙腳尤其重要，它們讓妳有穩定、平衡和踏實的立足點。儘管赤足是最好的選擇，這卻不一定符合實際。比方說在舞蹈教室裡，其他舞者可能會配戴玻璃材質的飾物，地板也可能骯髒或冰涼。碰到這種狀況，建議妳穿舒適、底部柔軟且有彈性的舞鞋或便鞋，以保護腳部。（芭蕾舞鞋也是不錯的選擇。）越是順其自然越好。

一般而言，臀巾或臀圍以及其他的基本配件都不貴。如果妳不想用現有的材料創造出一套練習用服飾，這些東西也可以上網或去肚皮舞教學班購買。

第五章：暖身

在進行任何耗費體力的運動之前，我們都需要暖身。這個步驟可以加強全身上下的血液循環，讓軀體準備採取行動，保護妳不受傷害。暖身不但能讓軀體有所準備，也讓妳能暫時忘卻日常生活中的各種煩憂，轉而用全副心神享受律動所帶來的愉悅感受。

如何暖身

在開始練習肚皮舞基本動作之前，建議妳先放上自己喜歡的音樂，簡單地活動幾分鐘（或更久）以抒發精力。妳可以直線或迂迴疾行，往前或往後邁步，原地繞圈，或是就地緩慢旋轉。在逐步增加暖身強度的時候，妳可以慢慢地平行甩手或高舉雙臂，只要逐漸增加手臂運動的幅度即可。

其他常見的暖身動作包括輕緩的彎膝和臀部水平式繞圈。妳也可以向上或向後伸展手臂。要放鬆緊繃的肩部和上背，妳可以同時或先後輪轉雙肩。要柔軟僵硬的頸部肌肉，妳可以左右轉頭，或是直接仰頸再慢慢低頭，讓下巴接觸胸部。

在此要說明的是，只要放緩速度，大部份的肚皮舞基本動作都不會過於耗費精力。因此，這些動作本身就可以是暖身過程的一部份，足以讓軀體準備好面對其他需要精力的舞蹈技巧或體能活動。

只要三到五分鐘的暖身（或更久），妳便能加強全身上下的血液循環，讓軀體充滿精力，也在心理上得以專注於各種動作。

運用隔離技巧暖身

建議妳，在暖身時可以運用隔離技巧。（請見第八章：隔離概念和基礎技巧。）隔離技巧讓妳能用最自然的方式延展身體各部位的肌肉。

它們本身就是一種舞蹈動作，也是多種肚皮舞基本動作中的重要部份。運用隔離技巧暖身，足以加強妳全身肌肉的記憶，以便於更流暢地記住這些做為肚皮舞基石的動作詞彙。

專注於軀體

最重要的是，專注於軀體的感受，不慌不忙地起步，從自己喜歡的簡易動作和延展姿勢開始。避免過於耗費體力或追求極限而受傷。專注於找出適合並屬於自己的暖身動作，以加強血液循環，讓呼吸更深刻而綿長，全身緊繃僵硬的肌肉也能放鬆。

第六章：姿勢、體態和呼吸

良好的姿勢和適切的體態是所有肚皮舞基本動作的基礎。其事關重大，讓舞者能安全地做出各種動作，在舞蹈的美學中更屬必要。正確的呼吸方式同樣有其重要性。因此，在開始練習基本動作之前，請仔細閱讀關於姿勢、體態和呼吸方式的部份。

姿勢和體態

在練習肚皮舞基本動作時，請記住這些確保良好姿勢的重要原則：

- 軀體以地面校準而保持筆直，骨盆不偏不倚
- 胸腔輕輕上挺，胸部擴張
- 肩膀稍微後挺下垂
- 脊椎應呈現輕緩的 S 弧形
- 抬頭以保持下巴水平或稍微上揚

在肚皮舞中，妳可以用各種方式保持良好的姿勢。然而，為了練習十二種基本動作，有兩種姿勢最為重要，能幫助妳安全而自在地掌握這些動作的精要。這兩種姿勢是「基本體態」和「挺直雙膝的基本體態」。

基本體態（膝部放鬆）建議用於臀部動作的練習，挺直雙膝的基本體態則適用於大部份的軀體上半部和手臂部位的隔離動作。

由於每個人的體型都不一樣，妳可以自行調整最適合自己的姿勢和體態。

基本體態 ▶

http://www.magicalmotion.com/ebook/video-basic-stance/

在進行大部份的臀部動作時，舞者的站立方式有許多種，最常用的卻是基本體態（膝部放鬆）。

站立時，雙腳稍微分開，約與肩部同寬，腳掌平貼於地面並保持平行。（腳趾可以略往外張。）軀體重量平均分佈在雙腳上，腳趾承受的重量略多於腳跟。妳應該能感受到自己和地面的穩固連結。

雙膝略彎。膝蓋舒服地放鬆，保持彈性，隨時準備動作，這是因為臀部動作會導致膝蓋的上下或左右移動。

臀部和骨盆以雙腳為重心，和地面平行。

胸腔輕輕上挺，胸部擴張，上腹部自然而然地收縮。肩膀放鬆地後挺下垂。

專注於軀體的軸心，即身體的垂直校準。妳可以想像一條線從頭頂上方鑽入，穿過軀體中央，再從雙腳之間鑽出。

妳的體態可以配合許許多多的手臂位置和動作，但在逐步掌握臀部和軀體的動作時，最容易的方式是讓雙臂雙掌保持一種舒服而優雅的姿態，如錄影所示範的（請參考本節標題所附的網址），雙臂自然往兩側伸展，保持在腰部的高度或稍低。

如果必要，妳可以自行調整體態，讓自己舒服而放鬆，維持重心，保持平衡。

挺直雙膝的基本體態

這種體態和上述的基本體態大致相同，只是在膝部保持挺直。其有益於軀體上半部的隔離動作，如各種胸腔技巧、手臂波動和肩膀輪轉。由於在這種體態中，雙腿保持挺直，要緊繃軀體下半部和雙腿的肌肉以限制腰部以下的動作就比較容易。正因為如此，要隔離軀體上半部的動作而不移動軀體下半部也比較容易。

以挺直雙膝的基本體態站立時，雙腳稍微分開，約與肩部同寬，腳掌平貼於地面並保持平行。（腳趾可以略往外張。）軀體重量平均分佈在雙腳上，腳趾承受的重量略多於腳跟。妳應該能感受到自己和地面的穩固連結。

膝蓋保持挺直，但**絕對不要緊繃**。臀部和骨盆以雙腳為重心，和地面平行。

胸腔輕輕上挺，胸部擴張，上腹部自然而然地收縮。肩膀放鬆地後挺下垂。

妳的頭部和軀體以地面校準而保持筆直，形成一條想像的中心軸線或筆直的梁柱，從頭頂上方鑽入，穿過軀體中央，再從雙腳之間鑽出。

保持雙臂雙掌於舒服的姿態。

呼吸方式

透過橫膈膜和下腹部自然而然地呼吸，能讓我們獲得能量，保持冷靜和心靈澄澈。透過鼻孔吸氣，讓氧氣直達肺部深處，並讓腹部擴張，胸腔上挺。透過腹部的收縮而呼氣，清空肺部，讓胸腔自然下落。就這樣吸氣——下腹部擴張，呼氣——下腹部收縮。吸氣時，想像體內充滿了能量，呼氣時，想像自己把所有多餘的緊張和壓力都從心中和肌肉深處排除。在舞蹈時，記得要自然地用腹部呼吸，而不是透過胸腔上方。

第七章：手臂姿態和自由動作

儘管軀體動作是肚皮舞的「開篇之作」，手臂依然是一重要的收尾之筆，足以為妳的舞姿創造無比的情意和優美輪廓。

在古典肚皮舞中，手臂可以有兩種表現。妳可以讓雙臂保持於某種特定姿態，或是移動它們（手臂單獨移動，或是結合其他軀體動作）。這方面有許多範式（如基本手臂動作），但許多舞者也經常使用各種自由動作形式。

若是初學肚皮舞，在剛開始學習最重要的基本軀體動作時，建議妳把手臂保持於一種舒服的姿態。這時通常會建議基本手臂動作。

在保持手臂靜止而掌握各種基本軀體動作之後，妳便能開始學習手臂動作和其他動作的結合了。

手臂姿態

在肚皮舞中，手臂保持優雅的姿態，足以點綴舞者的體型、動作和背景音樂。在這方面，舞者的雙臂雙掌足以表現出許多不同的層次、方向和形狀。

從雙手開始。妳的手掌可以面對任何方向（上、下、前、後）。手指可以合攏或稍微張開，十指保持平伸或其中幾指抬舉。

在幾乎所有的肚皮舞手臂姿態中，舞者的雙臂、雙掌和十指都保持在柔軟狀態，不會過於僵直或無力低垂，更不會有稜有角。

肚皮舞有許多種優美的手臂姿態。妳可以研究各種表演，找出自己最喜歡的一種。

基本手臂姿態

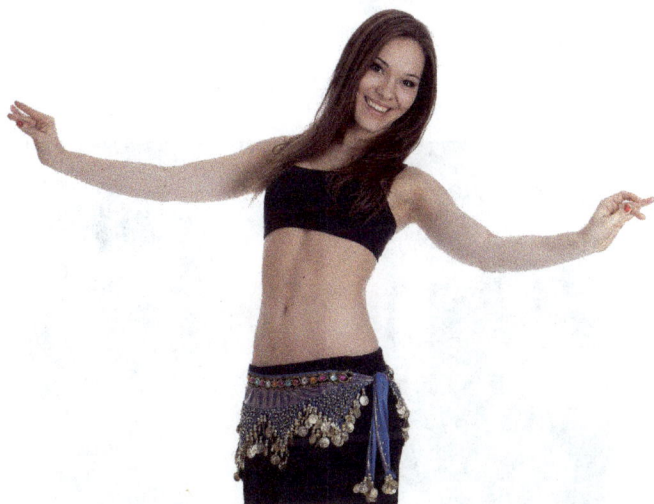

　　基本手臂姿態經常是許多軀體動作和行走步伐的「框架」。在這姿態中，妳的雙臂向兩側伸展，保持在腰部和肩部之間，手肘略微彎曲。（在肚皮舞中，手肘絕少保持定位。）妳的雙手通常保持掌心向下，手指略微張開。

層次和方向

低層次：雙臂保持在腰部以下，單臂或雙臂保持在軀體兩側，或是略微保持在身前或身後。這是一種「休息式」定位，在手臂肌肉疲累、需要重拾精力時很有幫助。

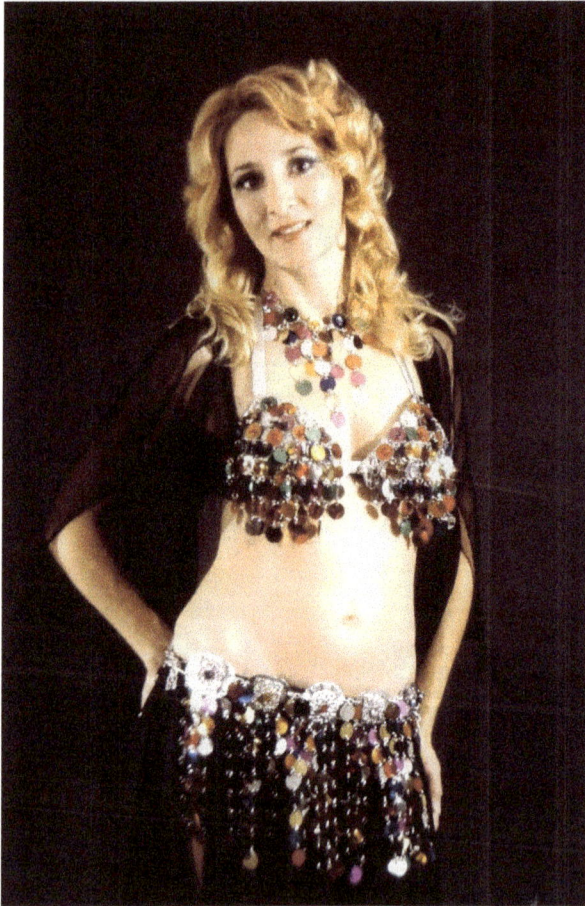

　　中層次：雙臂保持在腰部和肩部之間，單臂或雙臂保持在軀體兩側（請參考基本手臂姿態），略微保持在身前或身後。

　　高層次：雙臂上舉過肩，單臂或雙臂保持向上、向前、或向軀體一側延伸。

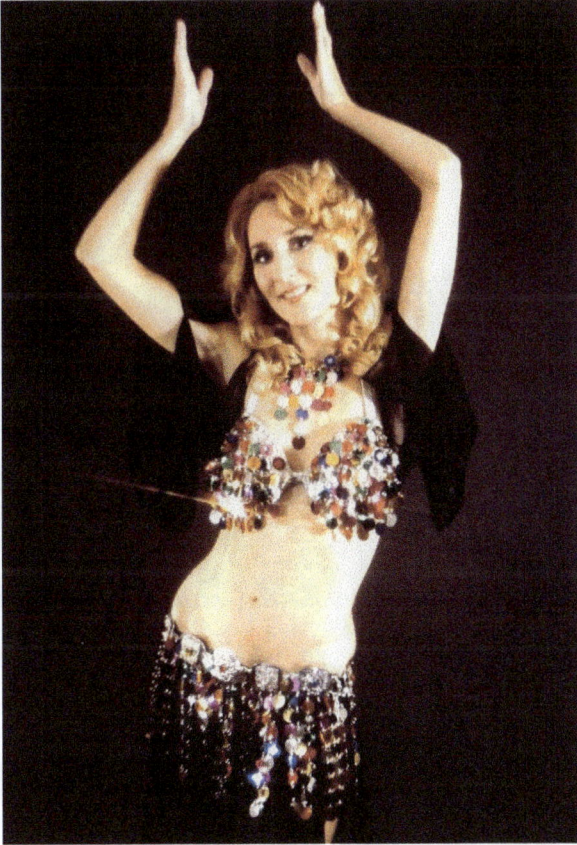

混合層次：單臂保持於一種層次，另一臂保持於另一層次。

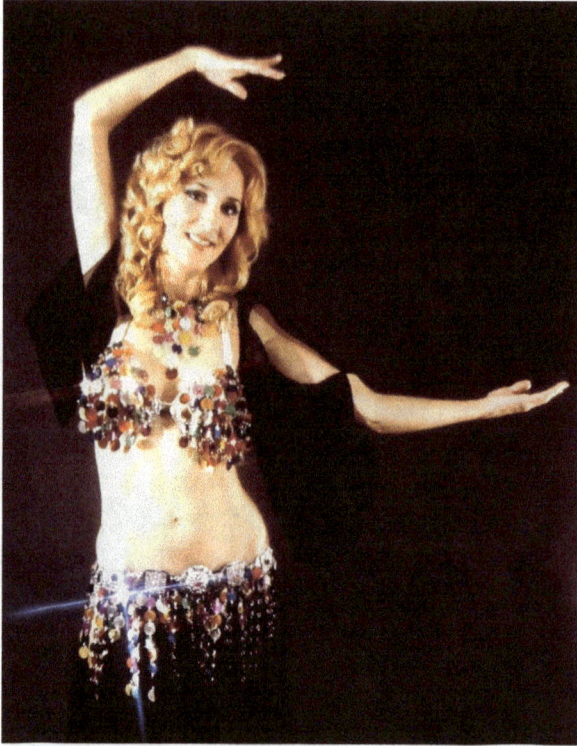

幾何形狀

直角式手臂：單臂上舉，另一臂沿身側向外延伸（這是滿常見的一種傳統姿態）。或者，單臂上舉，另一臂向身前延伸。另一種可能的直角式手臂姿態是單臂向身前延伸，另一臂沿身側向外延伸。

圓弧式手臂：雙臂保持柔軟的圓弧姿態（就好像妳抱著一個大皮球似的）。雙臂可以高舉過頭，向身前延伸，或低垂在身前。妳也可以用單臂保持圓弧，另一臂保持其他姿態。

手臂自由動作

這種技巧讓妳能用雙臂和雙掌自由發揮，在軀體四周的空間中揮灑出各種流暢的形狀和設計。妳的雙臂可以自由而規律性地動作，讓軀體其他部位保持靜止；或者更常見的是，妳可以讓雙臂的動作規律配合軀體、頭部或行走步伐。在古典肚皮舞中，舞者雙臂的規律流暢、柔軟，非常女性化。

要能隨心所欲地自由發揮而運用各種動作，最好的方法之一便是先掌握十二種基本動作之中的「手臂波動」和「手臂漣漪」。這兩種基本動作技巧協助妳透過種種動態鍛鍊手臂，讓雙臂肌肉強健，充滿彈性，足以用各個角度自由活動。

妳可以觀察資深舞者，找出最適合自己的手臂自由動作規律。本書的許多肚皮舞表演錄影示範了各種可能。

第八章：隔離概念和基礎技巧

隔離概念

隔離是肚皮舞的古典原則之一，也就是單獨移動軀體的各個部位。這讓舞者能精進細微的個別動作，單單表演這動作，或和軀體其他部份的動作結合起來，創造出整體的動態運作以配合音樂。

剛開始練習基本動作時，**將之分別隔離會很有助益，也就是在練習單一動作時，僅僅移動其所需要的那一部位軀體**，而保持其他部位的靜止。透過隔離，妳可以輕易地精進此一動作。在那之後，妳可以把各種基本動作（或這些動作的變換組合）和軀體其他部位的律動結合或交織在一起，同時保持其中各個部份的清晰明確。

基礎隔離技巧

要掌握十二種基本動作，基礎隔離技巧正是其中某些動作的重要元素。掌握了這些基礎技巧，妳便能掌握這些基本動作。隔離技巧本身也可以做為肚皮舞動作而使用。在此同時，它們用來暖身也很有效。

胸腔的隔離 ▶

http://www.magicalmotion.com/ebook/video-rib-cage-isolations/

要掌握最重要的胸腔和腹部動作（包括胸腔繞圈、軀體波動和肚皮滾動），其關鍵在於學會隔離並控制妳的橫膈膜肌肉。橫膈膜是胸腔下方的大型平滑肌。其極具彈性，可以朝各種不同的方向動作。由於腹部的肌肉位置直接和橫膈膜對應，橫膈膜的任何動作都會造成腹部肌肉的移動。因此，要掌握一系列的肚皮動作，其關鍵就在於隔離並控制妳的橫膈膜。

要精進隔離和移動胸腔的能力，妳可以先練習保持軀體其他部位的靜止。最簡單的一個步驟是透過「挺直雙膝的基本體態」而保持下半身紋風不動。在移動胸腔時，繃緊軀體下半部和大腿部位的肌肉以保持其靜止，但**千萬不要繃緊膝蓋**。（如果妳站立時無法輕易隔離胸腔，不妨暫時試著坐在椅上練習。）一旦妳能輕鬆自在而正確地隔離胸腔，就能加入其他的軀體動作或採用其他體態了。請循本節標題所附的網址，參考錄影示範。

胸腔的上下移動

胸腔的上下移動也稱之為「彎」和「縮」，這一技巧足以協助胸腔的垂直式和對角線繞圈、軀體上半部波動、以及肚皮滾動等動作。

請妳輕輕地讓胸腔和橫膈膜上移並外推。然後放鬆，輕輕地讓胸腔和橫膈膜下移並內縮。隨著胸腔上移，身體這部份有所延展，妳的腹部會自動縮入。隨著胸腔下移，妳得以放鬆，腹部也會向外推。請確保雙肩放鬆，讓妳的橫膈膜部位來作主出力。

胸腔的滑移

這個隔離技巧足以協助胸腔的水平式和對角性繞圈。

請妳讓雙肩放鬆，保持水平，然後讓橫膈膜和胸腔左右持平移動。請注意，軀體上半部要保持良好姿勢。不要彎腰駝背，扭轉身子，或低垂肩部。

軀體下半部的隔離

開始練習軀體下半部的隔離時，請保持軀體上半部靜止不動。妳可以讓雙臂保持舒服的姿態，專注於臀部的隔離移動。

臀部的滑移

這個隔離技巧足以協助妳掌握臀部水平式繞圈，以及臀部 8 字形水平及垂直式滾動。

請先採取基本體態（膝蓋可以放鬆或挺直），然後隔離妳的臀部，進行水平式的左右移動。請注意保持臀部和地面平行——不要前後扭轉臀部，腰部以上也要保持靜止。

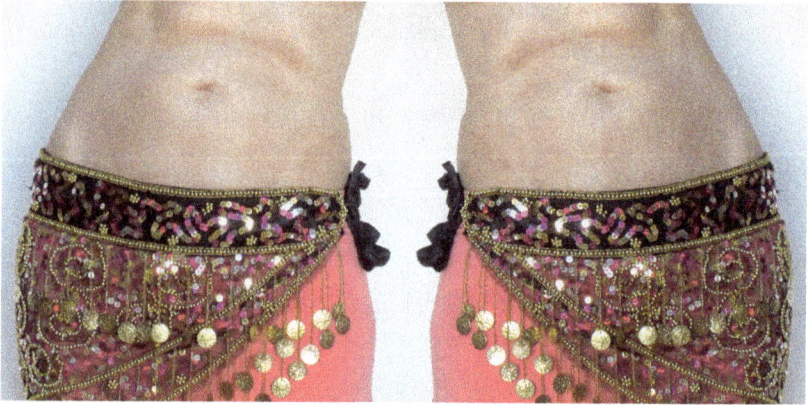

骨盆的傾側

這個隔離技巧足以協助妳掌握軀體波動。

請先採取基本體態，雙膝放鬆，然後輕輕讓骨盆向後傾側，然後再向前。請保持軀體其他部位靜止不動。

第九章：肚皮舞的十二種基本動作：快速學習指南

肚皮舞的基礎動作

本章介紹居於古典肚皮舞核心地位的十二種基本動作。這些重要動作的掌握，能協助妳奠定真確而穩固的根基，繼而學習各式各樣的傳統和現代肚皮舞。

肚皮舞有成千上百種的動作變化，卻都能從這十二種基本動作衍生出來。無論是初學者或資深舞者，都必須持續練習這十二種動作，才能把肚皮舞跳得有力、準確且流暢。

這十二種基本動作是：

斷續式臀部動作和舞蹈示範

　　（一）臀部扭轉

　　（二）臀部上下移動

　　（三）臀部移撞（臀部推撞）

滾動式臀步動作

　　（四）臀部水平式繞圈

　　（五）臀部8字形水平及垂直式滾動

　　（六）「腳踏車」臀部垂直式繞圈

胸腔繞圈（胸部繞圈）

　　（七）胸腔垂直式繞圈

　　（八）胸腔水平式繞圈

　　（九）胸腔對角線繞圈（時針式繞圈）

手臂、肩膀和頭部

　　（十）手臂波動

　　（十一）肩膀輪轉和手臂漣漪（水蛇臂）

　　（十二）頭部滑移

　　掌握這十二種肚皮舞基本動作之後，妳可以試著用動作配合音樂。然後，妳便能讓自己的舞藝在創意和表達方面更上一層樓，開始練習動作轉移和變化的必要技巧。

第十章：斷續式臀部動作

在肚皮舞中，經常有大量的斷續式臀部動作。這些迅速而角度多變的臀部移動技巧，基礎在於三種基本動作。大部份的時候，這些動作的運用是為了加強韻律，在舞曲節奏生動活潑的時候特別有效。

請循以下網址，參考舞者 Ninah 配合樂曲 Doumbek and Tamborine 的斷續式臀部動作錄影示範：

http://www.magicalmotion.com/ebook/video-ninahs-dance/

臀部扭轉 ▶

http://www.magicalmotion.com/ebook/video-hip-twist/

請用基本體態站好（膝蓋放鬆），隔離妳的臀部並向右前方（或左前方）扭轉，回到原位，再加以重覆。保持臀部水平並隔離——換句話說，請保持腰部以上的靜止。臀部向右前方或左前方扭轉時可以稍微抖一下，但不要抖得太厲害，特別是剛開始練習的時候。請注意讓雙腿和膝蓋放鬆，保持彈性。

接下來，試著用臀部另一側做同樣的扭轉動作。重點要放在向前扭的部份，但臀部一側往前扭轉時，另一側自然會往後扭轉。（請循本節標題所附的網址，參考錄影示範。）

有些人會覺得右側的臀部比較容易控制，其他人則偏好左側（這足以決定究竟哪一側具有主導地位）。儘管如此，臀部兩側的練習同樣重要。在單獨練習右側或左側的扭轉之後，請試著兩側輪流扭轉，直到兩者之間的轉折順暢為止。

儘管所有的斷續式臀部動作都衍生於臀部和大腿部位，妳的膝蓋對這些動作多少會有所反應。因此，雙腿和膝蓋若是緊繃，就會限制臀部的動作了。

臀部上下移動 ▶

http://www.magicalmotion.com/ebook/video-up-and-down-hips/

請用基本體態站好（膝蓋放鬆），隔離妳的臀部，然後讓右側髖骨輕微上移，再向下回到原位。請盡可能保持臀部垂直，不要往前或往後扭轉，或是往右側或左側移撞。請保持腳掌平貼於地面，軀體上半部也保持靜止。

臀部右側向上扭的時候，臀部左側自然會往下移。相反地，臀部左側向上扭，臀部右側自然會向下移。讓臀部兩側輪流移動，試著達到一種流暢而持續性的動作，就像兩端體重均等的翹翹板一樣。妳具有主導地位的那一側臀部會比較容易移動。（請循本節標題所附的網址，參考錄影示範。）

在這動作中，大腿部位和軀體下半部的肌肉同時運動，在臀部上下移動時也拉著膝蓋上下位移，因此妳特別需要注意放鬆膝蓋，保持對於這個動作的敏感性。膝蓋若是無法上下移動，妳的臀部也無法動彈。

臀部的上下移動可以用於其他體態，也有許多種變化。

臀部移撞（臀部推撞）▶

http://www.magicalmotion.com/ebook/video-hip-bump/

請用基本體態站好（膝蓋放鬆），隔離妳的臀部，然後用右側臀部輕輕往右上方推撞，就好像妳因為雙手都沒空而用臀部去關門那樣。推撞出去的時候稍微抖一下，同時請記得讓雙腿和膝蓋放鬆，保持彈性。不要讓臀部前後扭轉。在初級階段，請讓腳掌平貼於地面。（到了高級階段，妳可以用腳掌底部靠近腳趾根的多肉部位站立。）請讓臀部和大腿部位來作主出力。不要讓膝蓋來主導這個臀部動作。

接下來，用左側臀部做同樣的移撞或推撞練習，然後左右兩側輪流動作，直到妳能流暢而持續地更換輪替為止。縱然妳會偏好具有主導地位的那一側臀部，還是應該兩側輪流練習。這會幫助妳平衡身體兩側運

動所得的好處，讓妳在舞蹈時更有彈性、舞姿也更有變化。（請循本節標題所附的網址，參考錄影示範。）

　　一旦妳能隨意自在地運用這三種斷續式臀部動作，就可以開始用它們練習各種變化和排列組合了。

第十一章：滾動式臀部動作

　　本章介紹三種基本滾動式臀部動作，對於肚皮舞最常見的多種柔軟而流暢的滾動式臀部規律而言，這三種動作算是基礎。這些臀部動作常用於配合速度緩慢至中等的音樂。

　　在肚皮舞中，所有繞圈式動作都可以採取順時針或逆時針的方向。妳可能會覺得其中一種方向比另一種更容易操作。儘管如此，若能流利順暢地操作兩種方向，則對妳的健身效益會更大，也能讓妳的舞蹈更為多采多姿。

基本臀部水平式繞圈 ▶

http://www.magicalmotion.com/ebook/video-hip-circle/

　　基本臀部水平式繞圈，即用臀部繞出一個和地面平行且尺寸中等或偏小的圈子。妳可以保持膝蓋挺直或放鬆。然而，剛開始練習這個動作時，最好能保持挺直雙膝的基本體態。這讓妳能輕易控制臀部，保持其水平。（請循本節標題所附的網址，參考錄影示範。）

　　請保持雙腳的腳掌平貼於地面，隔離臀部，向單側滑移（右側或左側）；拉回臀部，向另一側滑移，再往前推，最後回到開始的那一側。就這樣讓臀部向四方移動：右、後、左、前（或左、後、右、前）。

　　請盡量讓圈子圓滑，讓臀部的動作保持水平而流暢。妳可以想像地上畫了個圈子，自己站在圈子中央，用臀部追尋其軌跡。

　　在臀部繞圈時，請用地面校準而保持上半身垂直，在舒服的狀態下盡量保持臀部水平。在臀部推前或後移時，骨盆可能會有些傾側。

　　在基本臀部水平式繞圈時，上半身應用地面校準而保持挺直。儘管如此，用臀部繞大圈時（即進階臀部繞圈），妳的上半身不免會往相反的方向移動。遇到這種情況，妳可以加寬兩腳之間的距離。在脊椎傾側時盡量保持挺直，以平衡臀部的繞圈動作。

臀部 8 字形滾動 ▶

http://www.magicalmotion.com/ebook/video-hip-rolls/

在肚皮舞中，有兩種臀部 8 字形滾動，即水平式和垂直式。開始練習各種規律變化之前，最好先掌握這兩種動作的基本型態。（請循本節標題所附的網址，參考錄影示範。）

臀部 8 字形水平滾動，由後至前

臀部 8 字形水平滾動，又稱為 8 字形前後移動或 8 字形臀部扭轉。請採取基本體態（雙膝放鬆）舒服地站好，然後想像地上畫了個躺平的 8 字，自己站在中央，左右各是一個圈子。

隔離妳的臀部，讓右側向後扭轉，繼續向右滑移，再向前扭轉。這讓妳接下來能向左重覆這一系列動作——左側臀部向後扭轉，繼續向左滑移，再向前扭轉。一旦妳完成臀部單側的動作，另一側便自動就位，讓妳能重覆這些步驟，繼而持續流暢地讓臀部兩側輪流動作。請在臀部呈 8 字形移動時保持其和地面平行。同樣重要的是，保持雙腿和膝蓋放鬆，讓臀部能自由移動。

臀部 8 字形水平滾動，由前至後

要由前至後移動，妳可以反過來操作臀部的 8 字形水平滾動。請隔離妳的臀部，讓右側向前扭轉，繼續向右滑移，然後向後扭轉。讓左側臀部重覆這一系列動作，從向前扭轉開始，向左滑移，然後向後扭轉。就這樣兩側臀部輪流動作，形成一個流暢的 8 字。

臀部 8 字形垂直滾動，由上至下

要讓臀部 8 字形由上至下垂直滾動（有時又稱為馬雅 8 字形），妳得

想像一個站直的 8 字。臀部的一側先往上提，向外滑移，然後垂落，回到原來的位置，再讓臀部另一側重覆這一系列動作。就這樣持續左右兩側輪流，盡可能保持動作流暢。

做這動作時，要保持腳掌平貼地面是可能的，卻不免有些困難。要保持腳跟靜止不動，妳得屈膝以壓低軀體的重心，這會讓大腿和下半身的肌肉也努力跟著動作。（這因而是個滿好的健身方式！）

「腳踏車」臀部垂直式繞圈 ▶

http://www.magicalmotion.com/ebook/video-bicycle-hips/

「腳踏車」臀部垂直式繞圈是一種特別的動作技巧，間接帶動雙腿的移動，讓妳看起來像是在踩腳踏車。（請循本節標題所附的網址，參考錄影示範。）

請以基本體態站好（雙膝放鬆），隔離妳的臀部右側，往上提，向前滾動，再讓其下墜，往後推，最後提升到剛開始的位置，因而形成一個和地面垂直的圈子。在這一系列動作中，妳必須在臀部單側上提時抬起那一側的腳跟，並在其下墜時放下腳跟。

在臀部單側活動時，從那一側最能看清楚軀體各部份的動作變化。和上述各種 8 字形動作相比，「腳踏車」臀部垂直式繞圈的特色在於其通常只有臀部單側的動作。話雖然這樣說，為了達到最佳的健身效果，妳可以輪流練習臀部兩側的動作。動作比較容易而方便的那一側，當然就會是妳經常配合音樂而進行「腳踏車」臀部垂直式繞圈的那一側。

第十二章：胸腔繞圈（胸部繞圈）

在肚皮舞中，舞者上半身的滾動或波浪式移動（包括肚皮滾動和波動），其核心涵蓋了三種基本的胸腔繞圈動作。這三種基本的胸腔繞圈動作衍發為三種不同的肚皮滾動範式，常用於配合速度緩慢至中等的音樂。

胸腔水平式繞圈 ▶

http://www.magicalmotion.com/ebook/video-horizontal-ribcage-circle/

在練習胸腔水平式繞圈時，請採取挺直雙膝的基本體態，妳可以想像地上畫了個圈子，假裝自己站在中央。隔離妳的胸腔，專注於橫膈膜部位的動作（即肋骨和肚臍之間），然後用胸腔繞圈（請參見第八章：隔離概念和基礎技巧，關於胸腔隔離的部份，並請循本節標題所附的網址，參考錄影示範）。

請讓胸腔往右滑移，隨即向前，再向左，最後向後，然後回到剛開始的右側。繞圈時，請保持肩膀以及胸腔和地面平行。妳可以想像自己肩膀上頂著一杯水，努力保持平衡，不讓水灑出來，這可以幫助妳維持上半身和地面平行。就這樣練習用胸腔繞圈，直到妳能輕而易舉地運用正確技巧並保持呼吸順暢為止。

隨著練習的持續，妳可以加大圈子，但較小的圈子依然是良好的健身方式，看起來也很美觀。運用橫膈膜和胸腔部位繞圈時，會造成下腹部即肚皮的左右滾動。請試著掌握順時針和逆時針方向的繞圈動作。

胸腔對角線繞圈（順時針式繞圈）▶

http://www.magicalmotion.com/ebook/video-diagonal-rib-cage-circle/

要練習胸腔對角式繞圈（又稱為順時針式繞圈），請想像妳前方的

牆上掛了個時鐘。採取挺直雙膝的基本體態，然後隔離妳的胸腔，用胸腔和橫膈膜部位沿著時鐘邊緣繞圈，先向右滑移，然後往上再往左，最後下墜回到軀體右側。（這樣對觀眾而言，是舞者以順時針方向用胸腔繞了一個圈。請循本節標題所附的網址，參考錄影示範。）在繞圈時，請注意保持動作圓滑流暢。胸腔往上移的時候，肌肉跟著延展，而胸腔下移時，肌肉跟著放鬆。這會造成肚皮以對角線滾動。請用順時針和逆時針兩種方向持續練習，以培養最大的彈性和動作變化。

胸腔垂直式繞圈 ▶

http://www.magicalmotion.com/ebook/video-verticle-rib-cage-circle/

　　胸腔垂直式繞圈是個滿重要的動作，因為它是舞者上半身波動和肚皮滾動的基礎。練習時，請採取挺直雙膝的基本體態，隔離妳的橫膈膜和胸腔部位，往前延展，隨即往上，然後放鬆肌肉，往後並下垂至開始的部位。隨著妳往前並往上移動，肌肉隨之伸展，而妳往後並往下回到原位時，肌肉也隨之放鬆。請保持肩膀的放鬆，而非緊繃或彎腰駝背，在胸腔往前、往上、往後並往下移動時，讓橫膈膜部位來作主出力。

　　如同上述其他的繞圈動作，妳在練習胸腔垂直式繞圈時也可以顛倒方向。多做實驗總是好的，因為反方向可能更適合妳。請持續以適合自己的方向練習，直到妳能保持動作流暢自然為止。請注意肚皮在做此動作時的垂直式滾動。（請循本節標題所附的網址，參考錄影示範。）

第十三章：手臂、肩膀和頭部

在肚皮舞中，儘管舞者只是簡單地保持手臂、肩膀和頭部的優雅姿態，這些部位不管是單獨動作，或是配合軀體其他部位的運作，實際上都是美麗的。要練習或表演這些動作，妳必須變化運用一系列多采多姿的姿勢和體態，然而在剛開始的時候，挺直雙膝的基本體態應該是最容易的。

手臂波動 ▶

http://www.magicalmotion.com/ebook/video-arm-waves/

在肚皮舞中，手臂波動是舞者運用手臂和手掌的波動而呈現的半圓形。儘管基本的手臂波動可以表現為完美的半圓形，許多舞者常會精簡這些動作，用手臂呈現出小於半圓的弧形。

話雖然這樣說，剛開始練習時，妳若專注於表現完美的半圓形，便能鍛鍊肩膀和手臂的肌肉，這有助於妳日後自由使用並變化各式各樣的手臂動作和技巧。在肚皮舞中，手臂波動和手臂漣漪（水蛇臂）常用於配合速度緩慢的音樂。（請循本節標題所附的網址，參考錄影示範。）

手臂向前波動

要練習手臂向前波動，請用雙臂在身前採取相反的方向上下揮舞，呈現出完美的半圓形。選擇一個優美的姿勢站立，上半身用地面校準而保持垂直，同時舒服地抬頭挺胸。

從右手臂開始，在身前上舉，直至手掌高於頭頂，然後向下揮，讓手掌回到身側。這裡的關鍵在於保持手臂、手肘和手腕的放鬆，呈現出類似揮手的優雅姿態；絕對要避免手臂僵直。讓手腕在上舉至最高點時前後擺動，下揮至最低點時同樣要輕輕擺動。在此之後，試著用左手臂

練習同樣的一系列動作。

在兩隻手臂分別掌握了波動的感覺之後，妳可以試著用雙臂朝相反的方向上下揮動。右臂高舉至頭頂以上的時候，手腕輕輕向後翻。右臂下揮的時候，同時開始上舉左臂，如此這般地輪流練習。一臂上舉，另一臂下揮。要達到動作的流暢自然，進一步掌握肚皮舞要求的許多手臂動作，妳可以想像自己在水底練習，適當地抗衡肌肉移動造成的阻力。

手臂向兩側波動

手臂向兩側波動（或稱為印度式手臂波動）類似於手臂向前波動，但手臂呈現的半圓形在於身體兩側。請選擇一個優美的姿勢站立，右手臂在身側抬起，舉至頭部上方時讓手腕上揮並向後擺動。右手臂放下時讓左手臂抬起，以此類推。

請不要太費心神於自己的動作，只要放輕鬆，感覺體內的能量從肩膀流動至手臂、手腕和手指。手臂波動的訣竅在於放鬆，讓手腕在手臂抬至最高點時自然擺動，在手臂揮至最低點時同樣擺動。重覆練習後，妳的動作便能成為肌肉記憶的一部份，舞蹈時也能自動展現每個動作。

肩膀輪轉和手臂漣漪（水蛇臂）▶

http://www.magicalmotion.com/ebook/video-arm-ripple/

手臂漣漪（又稱水蛇臂）在手臂部位最明顯，但事實上是由肩膀部位開始，即肩膀的輪轉動作向外擴展至手臂、手掌和手指。（請循本節標題所附的網址，參考錄影示範。）

開始練習時，一隻手臂在身側平舉，然後讓那一側的肩膀以小圈垂直輪轉：前，上，後，下。讓體內的能量就此輪轉擴展，從肩膀直至手肘、手腕和手掌，最後從手指散出。

然後練習另一側的肩膀：前，上，後，下。練習整體動作時可協調兩側的肩膀，一側往前輪轉時，另一側往後輪轉。持續練習，直到兩側

肩膀能輪流做出流暢的輪轉動作。請記得保持手肘、手腕和手掌放鬆，讓能量從肩膀透過手臂流動，直至手指。

手臂連漪看似簡單，做起來不容易，對於手臂和肩膀而言，卻是一種極致的律動。

頭部滑移 ▶

http://www.magicalmotion.com/ebook/video-head-slide/

頭部滑移的練習，足以讓妳在所有的頭部動作中獲得更大的彈性。其可以配合節奏或音樂練習，也適合所有速度的音樂。

練習頭部滑移，最簡單的方式是透過「參禪式」。基本的參禪式是讓雙臂舉起，手肘彎曲，雙掌合攏並置於頭頂。（請循本節標題所附的網址，參考錄影示範。）

開始頭部滑移時，請先隔離頭部，以直線向左右滑移。妳可以假裝自己想用耳朵碰觸手肘內側。剛開始先採取小幅度的動作，但要保持頭部垂直——不要扭轉或傾側。

避免繃緊頸部和面部的肌肉，則這動作會比較容易進行。此外，妳舞蹈時若有觀眾，他們會在妳進行頭部滑移時，專注於妳的面部表情，因此妳得確定自己的面部放鬆，而非緊繃。

第十四章：其他動作

　　一旦妳熟悉了肚皮舞的十二種基本動作，就奠定了良好的基礎，可以學習更多的動作了。這一章介紹其他的一些常見且受歡迎的動作，包括腳步移動和樞轉方式。

臀部閃動 ▶

http://www.magicalmotion.com/ebook/video-hip-shimmies/

　　在所有的肚皮舞動作中，臀部閃動是最引人注目而充滿精力的動作之一。其通常配合快節奏的音樂演出，也有微妙的變化以適合較慢的節奏。臀部閃動有益於心血管律動，足以有效率地運動軀體下半部、大腿和腹部的肌肉。（請循本節標題所附的網址，參考錄影示範。）

　　在肚皮舞中，軀體有許多種不同閃動和振動的動作。最常見的閃動在於臀部。臀部閃動有兩種，看起來幾乎是一樣的，但妳可能會發現其中一種比較簡單。因此妳可以兩種同時練習，繼而找出最適合軀體自然移動的那一種。那將是妳最常用的一種臀部閃動，但妳若能學會兩種動作，就能有更多的動作調適和變化，運動方面的獲益也更多。

上下式臀部閃動

　　請以基本體態站好（保持雙膝放鬆），隔離臀部並垂直上下移動，就像妳在臀部上下移動時學到的那樣。進行臀部波動時，請讓臀部進行小幅度但快速的移動。上下移動的幅度越小，波動的速度就越快。

　　請記得保持雙腿和雙膝放鬆而有彈性。和前後式臀部波動相較，這種上下式臀部波動造成的膝蓋動作較多，但這是由大腿和軀體下半部的肌肉所策動的，而非膝蓋本身。請保持腳掌平貼於地面。（在進階動作時，妳可以用腳掌底部靠近腳趾根的多肉部位站立。）

前後式臀部閃動（扭轉）

請以基本體態站好，隔離臀部，然後前後扭轉，就像妳在臀部扭轉時學到的那樣。進行前後式臀部波動時，請保持放鬆，讓臀部進行小幅度但快速的移動。臀部扭轉動作的幅度越小，波動的速度就越快。請不要過度嘗試或過於繃緊肌肉——小幅度而放鬆的動作是最好的。

請記得保持雙腿和雙膝放鬆而有彈性。讓腳掌平貼於地面。（在進階動作時，妳可以用腳掌底部靠近腳趾根的多肉部位站立。）

波動（軀體上半部）▶

http://www.magicalmotion.com/ebook/video-undulation/

在肚皮舞的所有動作中，波動（特別是軀體上半部）是最為經典而優雅的一種。其也稱作「駱駝式」，在各種各樣的肚皮舞中也很常見。如果妳只能學會一種肚皮舞動作，則本書推薦的就是這一種。其對於脊椎，以及內在和軀體的肌肉與韌帶而言，都是一種非常棒的運動。它能讓妳放鬆，在此同時讓全身充滿活力。

要掌握軀體上半部的波動，最重要的部份在於胸腔垂直式繞圈，同時保持軀體下半部、雙腿和雙膝的放鬆。

請以基本體態站好（保持雙膝放鬆），專注於橫膈膜和胸腔，進行胸腔垂直式繞圈。在進行胸腔垂直式繞圈時，保持臀部、骨盆、雙腿和雙膝的彈性。如果妳放鬆的程度足夠，身體下半部就會自動而自然地朝著胸腔繞圈的反方向動作起來。（請循本節標題所附的網址，參考錄影示範。）

胸腔往前繞圈時，妳的骨盆會向後繞轉。胸腔往上繞圈時，妳的雙膝會挺直。胸腔往後繞圈時，妳的骨盆會往前繞轉。胸腔往下繞圈時，妳的雙膝會放鬆，回到最初基本體態的位置。

請不要太費心神於整個身體的動作。專注於妳的胸腔向前、向上、向後以及向下的繞圈，讓能量和動作自然流轉，透過軀體而貫注至雙腿

和雙腳。妳得花時間練習平順而呈波浪性的動作，這耐性卻絕對值得！

肚皮滾動 ▶

http://www.magicalmotion.com/ebook/video-belly-rolls/

肚皮滾動應該是肚皮舞最經典的動作了，其讓人印象深刻，值得掌握其訣竅。然而其不像其他動作那樣常見，有些舞者甚至根本不用它。肚皮滾動可以很困難，卻是個相當有趣的挑戰，其做為一種運動，也對妳的脊椎和內在的肌肉有莫大的助益。

肚皮滾動和其他胸腔動作技巧的關鍵在於：對於橫膈膜和其周遭肌肉動作的隔離和控制。請先練習胸腔的上下移動（彎和縮）、胸腔的滑移、胸腔垂直式繞圈、以及波動（軀體上半部），以讓自己準備好練習肚皮滾動。

正如胸腔垂直式繞圈所練習的那樣，肚皮滾動的基礎在於橫隔膜部位的垂直式滾動。儘管如此，這動作專注於橫膈膜和肚皮，而胸腔和軀體下半部的動作則減到最少。

請以挺直雙膝的基本體態站好，然後讓橫膈膜部位往前、往上、往後、再往下滾動。隨著橫膈膜部位的垂直繞圈，其會強迫妳的肚皮往相反的方向移動，造成波浪般的視覺效果。這種視覺效果是肚皮因為橫膈膜的動作而向內縮又向外推所造成的。妳的橫膈膜向前並向上伸展——妳的肚皮因而自動內縮；妳的橫膈膜向後並向下回到原位——妳的肚皮因而自動外推。（請循本節標題所附的網址，參考錄影示範。）

學習肚皮滾動的另一種方式是透過波動（軀體上半部），繼而逐漸緊繃軀體下半部的肌肉以使之靜止。在此同時，儘量減少胸腔的移動，使整個動作專注於橫膈膜和肚皮部位。

無論使用哪一種方式，都請妳試著盡可能放鬆腹部，讓它能透過橫膈膜和相關肌肉的運動而自然內縮而外推，形成波浪般的動作。

肚皮滾動需要相當程度的練習和耐性，才能使之隔離並保持流暢。掌握這個動作之後，妳便能進一步反轉肚皮垂直滾動的方向，做出反向

肚皮滾動。這是內在肌肉的絕佳運動方式！

腳步移動

　　妳站立時所能做的任何動作，也能在腳步移動時做出來。妳可以自由選擇站在原地或在舞蹈的空間之中移動，腳步的移動也可以自由適應任何速度的音樂。

　　妳甚至可以自由使用日常生活的步子（不添加肚皮舞動作），但這方面最好不要過量。（不然的話，妳就只是四處走動，而非舞蹈了。）

　　腳步移動的方式有許多種，大多數也都是基本步或常見步的變化。

基本步 ▶

http://www.magicalmotion.com/ebook/video-basic-walk/

　　基本步是最受歡迎的腳步移動方式之一。基本步的動作序列是踏─滑─臀。先往前踏出一腳，然後滑移另一腳的腳掌底部靠近腳趾根的多肉部位，直至雙腳平行，最終用斷續式臀部動作強調臀部。（請循本節標題所附的網址，參考錄影示範。）

　　最受歡迎的一種基本步是搭配臀部移撞（臀部推撞）。妳往前踏一腳，滑移另一腳的腳掌底部靠近腳趾根的多肉部位，直至雙腳平行，然後移撞（推撞）臀部。用滑移的那一腳來帶動移撞（推撞）的臀部。

　　在基本步中，妳還可以加上臀部扭轉和臀部上下移動，以及其他許多不同的動作。

　　請記住基本步的動作序列：踏─滑─臀；然後用另一邊重覆：踏─滑─臀。

常見步 ▶

http://www.magicalmotion.com/ebook/video-common-walk-turns/

在日常生活的步子中，妳幾乎可以加入任何肚皮舞的動作，包括臀部、軀體上半部、手臂、甚至頭部的動作。斷續式臀部動作是經常加入的一種，妳可以自由選擇臀部動作，應用到隨著步子往前踏出的那一側臀部。

常見步的序列是：往前踏，然後在腳掌落地時讓臀部做出扭轉、移撞（推撞）、或上下移動的動作。前踏的那隻腳可以左右輪流替換，臀部的動作因而跟著替換。請注意保持步伐的平順和持續，繼續練習，讓自己能憑感覺進行必要的協調和平衡。（請循本節標題所附的網址，參考錄影示範。）

請記得常見步的序列是：踏—臀；然後用另一邊重覆：踏—臀。

自由走動、轉身、旋轉

自由走、轉、旋，讓妳能創意地善用自己的舞蹈空間，讓身體掌握不同的方向和地點。這是讓舞姿多樣化的簡易方法，也讓妳有更多的表達方式。

自由走動

妳可以在實際的肚皮舞動作之間加入日常生活的步子，但這方面最好不要過量。日常走動若是太多……就只是走動而已。妳可以往前、往後、或循弧形軌跡的序列走動，在舞蹈空間中創造有趣的步行規律。自由走動讓妳能改變自己在舞蹈空間中的位置，但妳在走動時需要盡可能加入肢體動作。

轉身

在展現肚皮舞的動作時，妳可以轉動身體，或在動作之間做轉動。無論是哪一種方式，都請妳在轉身時保持良好的姿勢和體態。轉身讓妳

能從不同的角度展現自己的動作，這是讓舞姿多樣化的簡易方式。

旋轉

原地旋轉，或在舞蹈空間中移動時旋轉，是一種扣人心弦的動作。這讓妳的舞衣和髮絲飛揚起來，為妳的舞姿增添活力。

最簡單的旋轉方式是在原地做基本旋轉。請選擇良好的體態站立，確保身體挺直（不要緊繃）。在原地透過雙腳的調整而旋轉身子。（剛開始的時候請保持腳掌平貼地面，但旋轉時也可使用腳掌底部靠近腳趾根的多肉部位。）

要保持平衡，最簡單的方式是讓雙臂在身側平伸（高度適中），但在進階程度時也可以添加其他的手臂技巧和肢體動作。

隨著音樂速度增加，妳旋轉得越快，髮絲和舞衣也會飛揚得越高。然而速度緩慢的旋轉同樣優美，也適合剛開始的練習。

要想不頭昏眼花，妳可以讓目光專注於身前，緩慢旋轉，直到自己找到合適的平衡感和控制感為止。

臀部樞轉 ▶

http://www.magicalmotion.com/ebook/video-hip-pivots/

在原地站立時進行臀部樞轉以強調臀部，讓妳能在三百六十度的旋轉過程中展現自己的動作。妳得以用不同的角度來展現臀部。

臀部樞轉通常用於斷續式臀部動作，最受歡迎的則是搭配樞轉的臀部移撞（臀部推撞）。

站立時，請讓左腳腳掌平貼於地面，放鬆左膝。右腳則以腳掌底部靠近腳趾根的多肉部位貼地，但和左腳平行。身體的重量主要放在左腿和左腳上。這就是樞轉體態。

妳可以搭配各種手臂姿勢。先選一種，然後專注於樞轉的精進。

要練習最簡單且搭配樞轉的臀部移撞（推撞），請保持軀體上半部

挺直，然後在樞轉體態中移撞（推撞）臀部。

　　每次完成臀部的移撞（推撞），都讓右腳往前踏一小步，並以左腿為樞紐而旋轉。（妳可以往前轉或往後轉，但往前轉比較常見，也是最容易的。）隨著右腳的踏步向前，妳的左腳會跟著臀部的動作而略微旋轉。（請循本節標題所附的網址，參考錄影示範。）

　　在樞轉時，妳可以持續不斷地旋轉，或只做一部份的旋轉。妳可以配合不同的臀部動作，或軀體上半部或手臂的各種技巧，讓樞轉產生各式各樣的變化。

第十五章：動作配合音樂

　　肚皮舞是針對妳所聽見的音樂，用身體做的肢體展現。要想把肚皮舞跳好，舞者必須把動作應用於音樂的和諧韻律或配合節奏。剛開始練習時，請配合音樂的「強拍」或第一拍，以此繼續。請不要錯過節拍或和樂器的演奏不同步。

　　好的舞蹈，關鍵在於仔細傾聽音樂的韻律、曲調和速度，然後從內裡和心靈中做出回應。妳可以把舞步應用於音樂的不同部份，例如其韻律、曲調或個別的演奏樂器。有經驗的肚皮舞者可以同時回應音樂的多種部份。比方說，臀部可以配合鼓的韻律，雙手同時配合笛聲。

　　如果妳有這方面的需要，可以找到許多有用的資源和課程，詳細地教妳在舞蹈時如何配合音樂節奏。另一個學習用動作配合音樂的方式是依照編定的舞步練習。

　　話雖然這樣說，要注意的是，具有正式結構的肚皮舞教程是近東和中東地區的一個新近的發展，而肚皮舞在這一帶已經有悠久的傳統。世世代代以來，這一帶的舞者只是單純地在宴會和慶典時，透過觀察和模仿親朋好友而學習肚皮舞。今日的我們同樣能在網路上和公開表演場合中，透過觀察和模仿許多專業舞者而進行學習。

　　透過和諧韻律來回應音樂是一種自然本能，我們之中大多數的人都能自然地隨著自己喜愛的音樂而同步移動，而不需要學習任何詳細的音樂理論。就請妳掌握現在，在自己喜歡的音樂聲中翩翩起舞吧！

　　請循以下網址，參考配合樂曲 Nile Cat 的舞蹈錄影示範：

　　http://www.magicalmotion.com/ebook/video-applying-the-moves/

　　妳也可以循以下網址，免費聆聽其他的肚皮舞樂曲：

　　http://www.magicalmotion.com/music-ethnic-rhythms-beautiful-melodies

第十六章：動作轉移和變化的必要技巧 快速學習指南

肚皮舞的兩種必要技巧是：優雅地做出動作轉移（即從一個動作轉移到另一個動作），以及運用基本及其他動作做出各種變化。這兩種基本技巧讓妳能在舞蹈時更有表達力，表演也更為微妙而透徹。

動作轉移

能平順地從一種動作轉移到另一種動作是相當重要的，這讓妳能創造各種動作的組合，進行整體性的舞蹈表演。儘管妳剛開始的動作轉移可能彆扭笨拙或不夠優雅，妳依然能透過練習和重覆而最終達到平順輕易的階段。這裡有兩種方式：

居中性轉移：完成一個動作後，暫時透過垂直站立的體態而找到自我的中心，然後才開始下一個動作。（這適用於斷續性和角度特定的動作。）比方說，先做一系列的臀部扭轉，然後回到基本體態，再做臀部閃動。

規律交錯性轉移：妳在舞蹈時，會在周遭的舞蹈空間之中創造出某種規律。要進行規律交錯性轉移，妳可以先在某個「和下一個舞蹈規律有所交錯的位置」完成一個動作，然後平順地融入下一個動作。（這適用於圓弧形或波浪式的動作。）比方說，先做基本臀部繞圈，而在臀部往外推移時，轉移到臀部 8 字形水平及垂直式滾動。

動作變化

肚皮舞的動作幾乎有無數種變化，其中有許多都是透過下列的基本原則而創造出來的：

- 改變**速度**：慢，中，或快。
- 改變**力道強度**：輕緩，中等，或強烈。
- 改變**身體使用的那一邊**：右邊，或左邊。
- 改變**面對的方向**：東，西，南，或北。
- 改變**圓弧形移動的方向**：順時針，或逆時針。
- 改變**身體高度**：向上延展，或向下低縮。
- **留在原地或四處移動**：在原地做出各種動作，或在舞蹈空間中四處移動。

請妳觀察各種表演，看看不同的舞者如何運用動作轉移和變化。請循以下網址，參考配合樂曲 Tick Tock Ballady 的舞蹈錄影示範。

http://www.magicalmotion.com/ebook/video-essential-techniques

第十七章：即興創作和事前編排

在肚皮舞中，妳可以事前編排自己的舞步，或是自由自在地即興創作。在肚皮舞的漫長歷史中，大部份的舞蹈都是即興創作。然而來自西方的各種影響和教學技巧讓事前編排的概念也變得廣受歡迎。

即興創作

要即興創作，或自由自在地舞蹈，舞者必須能在聆聽樂曲時，用自己選擇的動作來詮釋這種音樂。

我們在即興創作時，詮釋各個韻律、曲調或演奏樂器的方式幾乎有無數種。無論我們用身體創造出什麼樣的動作規律，其都應該是音樂的活力和精妙處的視覺表達。

要能順利地即興創作，若能在仔細聆聽樂曲時培養出一種放鬆式的專注，並讓自己用身體來表達這音樂，將會很有助益。妳的動作可以毫不費力地相應配合，就好像這些動作已然成為妳肌肉記憶的一部份（當然是透過大量的反覆練習！）。妳自己對於各種動作、變化、以及相關組合的選擇，足以幫助妳創造自己獨特的詮釋方式。

懂得如何即興創作是一種相當重要的技巧。它讓妳有能力在任何情況下翩翩起舞，比方說在宴會或俱樂部中即興演出，隨著現場音樂隨興演出，或在演出時忘記事前編排的舞步而依然能鎮定地繼續。

計劃式編排

計劃性的編排是指，舞者把一串嚴格安排的動作和舞步記在腦中，而這是根據特定樂曲而安排的。

妳可以創造自己的編排，或使用其他人的編排（如果是公開表演就必須先徵求其許可）。好的編排是絕佳的教學工具，可以讓妳熟悉音樂

的進展和微妙處，更能讓妳見識其他舞者的靈感和構想來源。

隨興式編排

　　隨興式編排指的是即興創作和計劃式編排的組合。對於專業和業餘舞者而言，這都是個滿受歡迎的概念。

　　在妳的舞蹈中，計劃式編排的部份可以依照妳喜好的那樣或詳盡或有限，其間穿插隨興而自由創作的部份。用這種方式跳舞，讓妳的舞蹈有某種事先計劃的結構，又能讓妳自由自在地回應舞蹈當時的環境。

　　即興創作和事前編排都是肚皮舞的真確表達方式，至於妳要如何運用，就在於妳自己的選擇了。

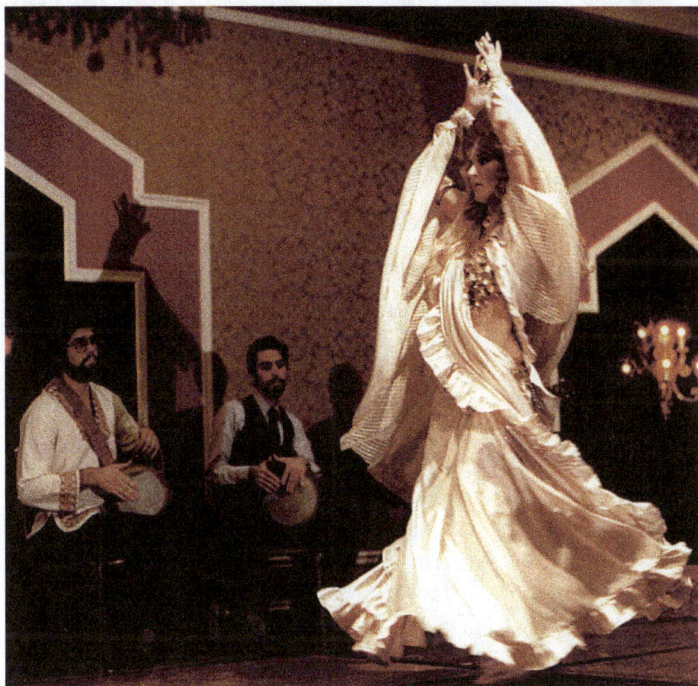

第十八章：紗巾舞介紹

在肚皮舞中，紗巾的使用已經有兩千多年的歷史了。有些範式的肚皮舞完全不用紗巾，但其在美國，以及在歌舞秀或俱樂部一類的肚皮舞場合中，卻非常流行。我們今日偶爾看見的大量紗巾使用，一般認為是美國對於這種古老技巧的改編。

儘管紗巾在肚皮舞中可有可無，卻很值得練習，這不只是因為它看起來優美，更是因為它有助於運動妳的手臂、肩膀、以及軀體上半部。這是鍛鍊手臂肌肉的一種有趣更有創意的方式。

紗巾舞可以配合各種音樂（取決於妳的肚皮舞範式），但一般會使用節奏緩慢到中等的音樂。透過種種流動的規律來使用紗巾，讓妳能視覺性地表達音樂，而紗巾也可以保持靜止，以展現妳的身體動作。

紗巾本身可以是任何輕柔而容易移動的質料，最受歡迎的則是絲料和雪紡綢。紗巾可以是長方形或半圓形，尺寸大約是三公尺長，一百二十公分寬，但看妳自己的身高和偏好。

長久以來，紗巾就是女性氣質、神秘和幻象的象徵。這將為妳的舞蹈添加一種醉人心弦的魔力。

請循以下網址，參考本書作者 Atéa 配合樂曲 Desert Dahlia 的紗巾舞錄影示範。

http://www.magicalmotion.com/ebook/video-ateas-veil-dance/

拿紗巾的方式

用正確的方式拿紗巾，能讓紗巾舞的技巧變得容易許多。請用雙手的拇指和食指拿住紗巾邊緣。以紗巾中央為基準，把手放在從兩端算起大約三分之一長度的位置。讓雙手保持和腰部等高，向身體兩側伸展，把紗巾中央保持在軀體背部中間的位置。至此，妳可以開始用紗巾了，要展現身體動作或表現流動性的動作都可以。

　　請確保妳的雙手和手指不要緊扯住紗巾，這會讓動作技巧的轉移更為困難。妳需要相當程度的放鬆，讓雙手和手指能感受到紗巾本身的動態，但在此同時又能穩定地抓住它，加以控制。

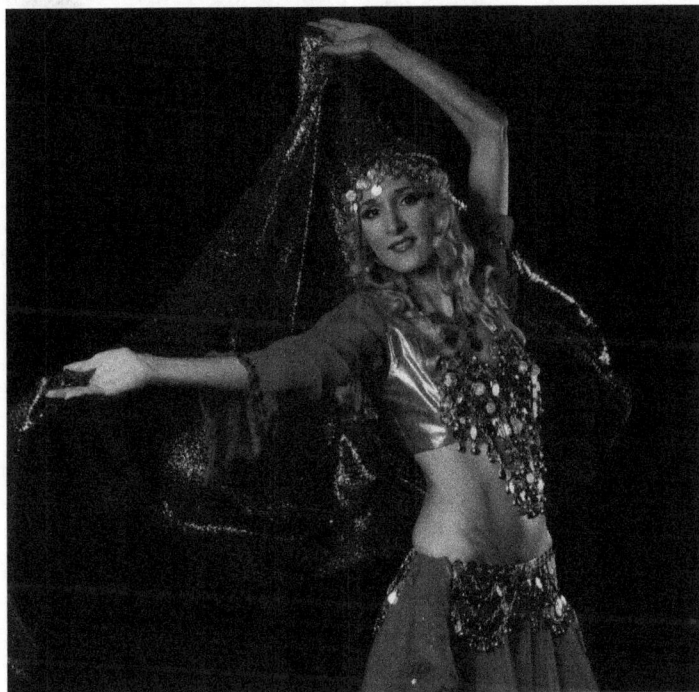

以紗巾為框架

　　在紗巾舞中，紗巾不需要持續移動。事實上，最好能有紗巾流動技巧和框架技巧的組合。這能為妳的紗巾舞創造對比和變化，也能讓妳的手臂有機會保持靜止而恢復精力！妳可以以紗巾為框架，展現自己喜歡的肢體動作。妳可以把紗巾舉在身後或身前，身側或頭頂。妳可以將之保持在不同的高度，從高舉過頂到低垂至地都行（後者是讓疲憊的雙臂休息的好方法！）。妳還可以用單手舉起紗巾，用這框架來突顯自己的肢體動作，然而要優雅地再度用雙手拿住紗巾，絕對需要相當的練習。

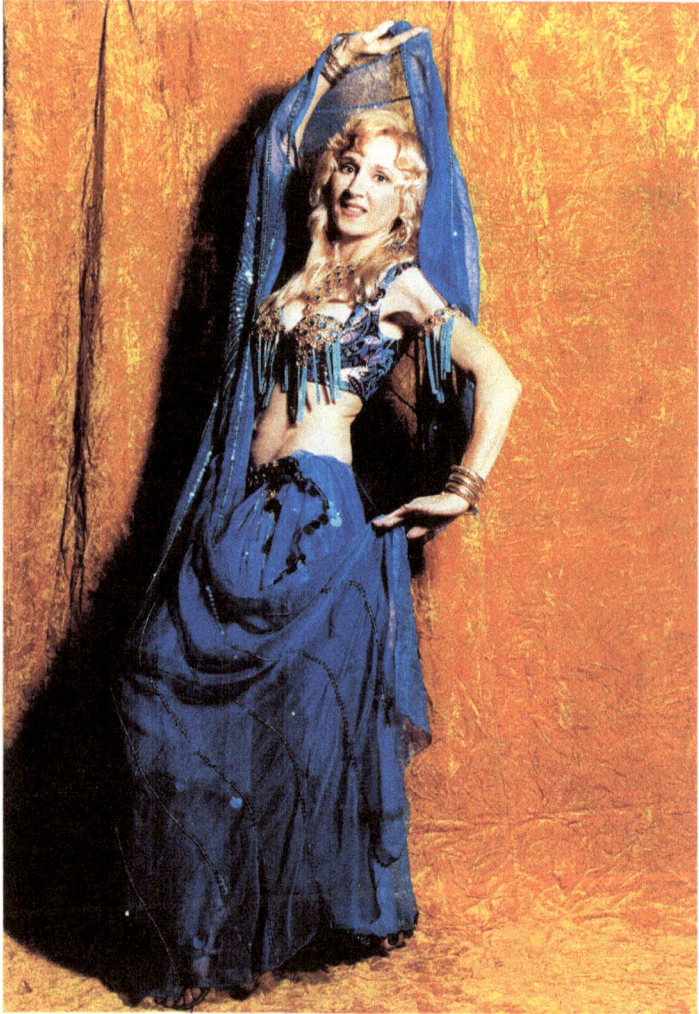

紗巾舞動作 ▶

http://www.magicalmotion.com/ebook/video-veil-instruction/

　　紗巾舞的重點在於讓紗巾隨著音樂流動。這方面的動作一般都很輕柔而流暢。要讓紗巾隨著音樂「翩翩起舞」幾乎有無數種方式，在此介紹幾種最常見的技巧。

走動和流動：單純地走動（但保持優雅而類似舞步），讓紗巾在身後飄動。妳可以略為上下擺動手臂，添加額外的動作。妳可以把紗巾保持在不同的高度，但手臂如果累了，就將之垂下，讓紗巾拂過地板。

基本紗巾輪轉：紗巾輪轉是最受歡迎的流動技巧之一。請以良好的體態站立，挺直身子，然後讓紗巾在身體四周輪轉。妳的手臂需要相當的力氣，才能保持紗巾騰空，不至於貼在身子上或整個纏在一起！妳可以原地站立，或在輪轉紗巾時轉動身子。（請循本節標題所附的網址，參考錄影示範。）

基本紗巾旋轉：帶著紗巾旋轉會有戲劇化的效果。妳可以將之舉在身前或身後。請保持良好的體態，以脊椎為中心而垂直地旋轉身子，讓雙臂和紗巾水平地伸展出來。妳可以原地站立，或在紗巾繞身轉動時四處移動。

蝶式紗巾旋轉：在進行基本紗巾旋轉時，妳可以讓雙臂水平伸展，然後上下擺動，造成紗巾類似「蝶翼」的視覺效果。要平順地輪流在身體兩側協調這種「蝶翼」效果，需要相當程度的練習。若能把紗巾保持在身體近處，要加以控制就比較容易。比較簡單的一個版本是「單翼」效果，即一手放在腦後，另一臂在旋轉身子的時候從身側伸展出來，無論是保持水平或上下擺動都可以。

紗巾圍身／披垂

紗巾舞的開場通常是以紗巾圍身或將之披垂在舞衣上。紗巾的展開是整體紗巾舞的一部份，要能優雅地做到這一點卻須要練習。要用紗巾圍身或將之披垂在舞衣上，其方式可以像展開紗巾那樣有無數種。最理想的狀況是讓它看起來輕而易舉，更能以藝術性的方式突顯背景音樂。

請循以下網址，參考配合樂曲 Raqs Anaheed 的紗巾圍身／披垂錄影示範。

http://www.magicalmotion.com/ebook/video-veil-wraps/

第十九章：指鈸介紹

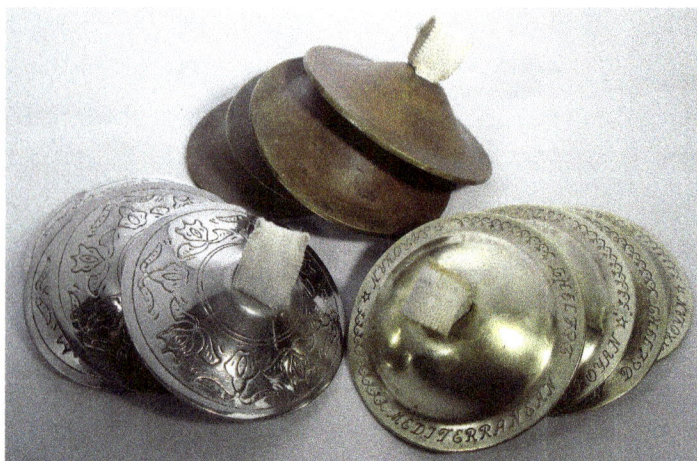

　　肚皮舞者在舞蹈時用指鈸來點綴並加強韻律，特別是針對節奏輕快的音樂。在肚皮舞中不一定要用指鈸，但這是唯一使用指鈸的舞蹈，而在數千年來，指鈸也一直是肚皮舞的一個傳統特色。

　　指鈸是一套穹頂形的小型金屬碟（每套四片），可套在雙手的拇指和中指上。它們通常是黃銅色，有些則電鍍為金色或銀色。指鈸的直徑通常在五到十公分之間，重量和設計不等，造成音質也不一樣。剛開始練習時最好選用較小、較輕的指鈸。通常只有專業舞者會用較大且較重的指鈸，特別是配合現場演奏的樂隊或強有力的音響系統。

　　要練習舞蹈並同時使用指鈸可能會很困難，但這就像騎腳踏車——一旦妳學會了，就會永遠記得。指鈸是一種打擊樂器，若能善加掌握，妳便能更深刻地體會韻律，而這正是肚皮舞曲的心跳。指鈸的使用有許多範式和變化，也適用於各種韻律，但妳使用它們的規律通常會在舞蹈過程中隨興發揮。

　　練習使用指鈸能增加雙手和手指的力道和彈性，也能協助妳協調身心，讓妳能更加專注在音樂上。

指鈸的掌握是一種讓人印象深刻的技巧，也能為妳的舞蹈增添獨特而神秘的氣氛。原本對肚皮舞不感興趣的觀眾，對舞者使用指鈸的技巧會報以尊重和專注，這種轉變是相當驚人的！

請循以下網址，參考舞者 Ninah 運用指鈸的舞蹈錄影示範。

http://www.magicalmotion.com/ebook/video-ninahs-zill-dance/

第二十章：指鈸範式
快速學習指南

指鈸的正式戴法是把彈性繫帶置於雙手拇指以及中指的第一指節處或其附近。繫帶應該鬆緊適中，足以定位，但不至於造成不適。

拇指和中指的指鈸相碰擊，基本上會產生三種聲響：

- 釘聲：一鈸的邊緣碰觸另一鈸的平面（最常使用）
- 鏗聲：一鈸的邊緣碰觸另一鈸的邊緣（用手指按在鈸的穹頂以消減其聲響）
- 鏘聲：一鈸的平面碰觸另一鈸的平面（並消減其聲響）

妳可以用下列的各種簡單規律加以變化，創造出各種可能的聲響序列，至於如何使用和何時使用這些序列，就是妳自己的選擇了。最重要的是，指鈸的敲擊聲要和音樂的韻律和曲調產生和諧的同步，避免不合拍或刺耳的聲響。

基本指鈸規律 ▶

http://www.magicalmotion.com/ebook/video-zil-instruction/

右：右手指鈸。左：左手指鈸。任何規律都可從右手或左手開始。（請循本節標題所附的網址，參考錄影示範。）

輪替規律（兩手輪流替換）：右左右左右左，如此這般。

基本一二三規律：右左右—停，右左右—停，如此這般。

奔馬式基本一二三規律：右右左—停，右右左—停，如此這般。

基本規律的變化

- 改變指鈸敲擊速度（一秒兩次，一秒一次，兩秒一次等）
- 改變指鈸敲擊強度（強則響亮，弱則低微）
- 在某種規律中增強一聲或更多聲的敲擊
- 在基本規律中用單手添加單獨或連續的敲擊聲

四四拍音樂的常用規律，即奔馬式基本一二三規律的變化：左—右右左—右（左手一聲—奔馬式的右右左—右手一聲）。

練習建議

妳可以用以下方式練習指鈸：
- 坐著（無音樂）
- 四處走動（無音樂）
- 坐著配合音樂
- 四處走動並配合音樂
- 用指鈸規律協調搭配特定的舞蹈動作（有無音樂皆可）
- 配合音樂舞蹈時使用指鈸

練習，練習，練習——重覆可以加強內心和肌肉的記憶，讓指鈸的演奏成為自動！

第二十一章：表演用服裝

大部份學習肚皮舞的人不會以表演為志，但妳若真的有表演慾，就需要合適的表演用服裝。

妳選擇的服裝應該能突顯妳的身材特色，舒服而適合舞蹈，更應該配合妳選擇的肚皮舞範式。（請參考第二十六章、第二十七章的肚皮舞範式中關於服裝的部份。）

肚皮舞的服裝變化極端豐富，牽涉到無比的創意。先不提劇團的例子，妳會發現個別舞者的服裝絕少會完全一樣。眼前的選擇如此之多，要選擇適合自己的服裝幾乎要讓人手足無措。

妳可以買現成的服裝，在網路上和舞蹈教室裡都買得到。妳也可以自己製作而省點錢，或是請裁縫為妳量身訂做。（肚皮舞的服裝樣版和製作手續都可以在網上找到。）如果妳找教練修習舞蹈課程，對方也可以幫妳找到全新或二手的表演用服裝。

在妳花掉自己辛苦賺來的錢，或耗費時間和精力自己製作表演用服裝之前，最好先熟悉一下各種可能。幸好我們也有網路、影碟和現場表演，讓妳能輕易發掘各種靈感和構想。相信不要多久，妳就能在心中看見自己夢想的服裝，並有機會把這夢想化為現實。

請循以下網址，參考配合樂曲 Febulously Fahtiem 的舞蹈錄影示範。

http://www.magicalmotion.com/video-performance-costumes/

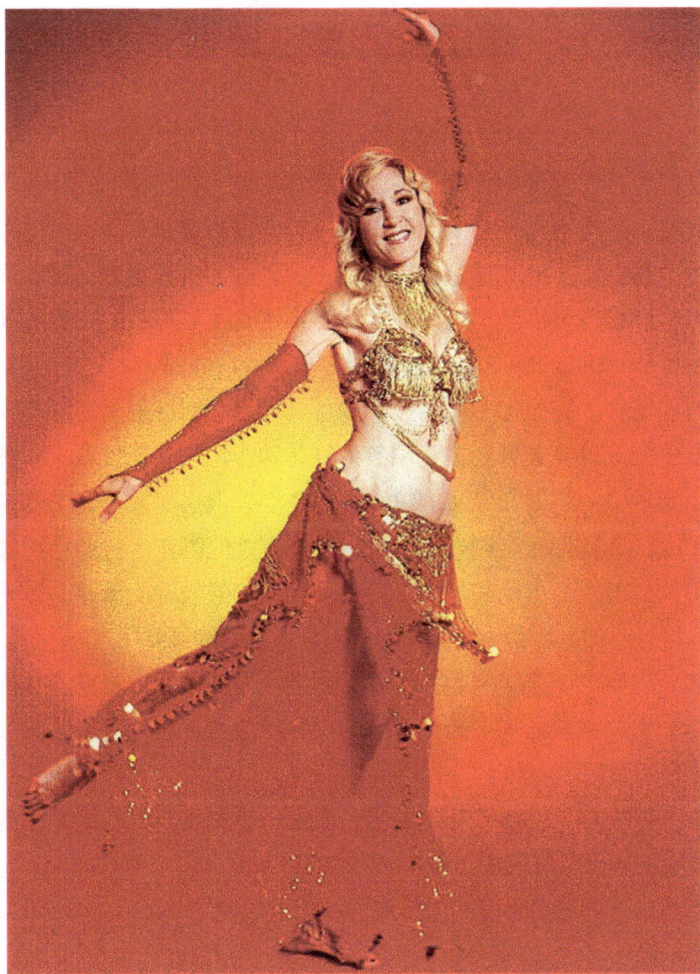

第二十二章：道具

在肚皮舞的歷史中，道具的使用相當常見。在大部份的肚皮舞範式中都找得到各種道具，其使用與否也在於個人的選擇。最常見的兩種道具是紗巾和指鈸，但其他還有許多種，例如劍、杖、蠟燭、枝狀燭台、扇子、扇形彩帶、手鼓、以及綢翼（用手持的長棍控制的布質翅翼，由著名舞者 Ma*Shuqa Mira Murjan 於 1979 年引入肚皮舞）。

有些道具，比如劍、杖和枝狀燭台，可以平衡在舞者的頭部或其他身體部位上，以突顯舞者在展現各種舞蹈動作時的平衡技巧。布質的道具，比如紗巾、扇形彩帶和綢翼，可以在空中飛揚而成為音樂的視覺性表達，或做為框架而突顯舞者的身軀，強調她的動作。音樂性的道具，比如手鼓和指鈸，可以在舞蹈過程中演奏，加強鼓聲的韻律。扇子和蠟燭同樣可以添加到舞蹈中，創造特異而動人心弦的氣氛。

在肚皮舞中，最能激動人心的道具之一是劍。肚皮舞充滿女性氣質的動作，和舞者揮動或平衡劍身時的自信和活力，這兩者之間的強烈對比似乎是所有觀眾所熱愛的。

妳一旦掌握了舞蹈的基本動作，要進一步施展自己的能力和創意而在舞蹈中加入道具的使用，就會樂趣無窮了。

請循以下網址，參考本書作者 Atéa 配合樂曲 Echoes of Alhambra 的劍舞錄影示範。

http://www.magicalmotion.com/ebook/video-ateas-sword-dance/

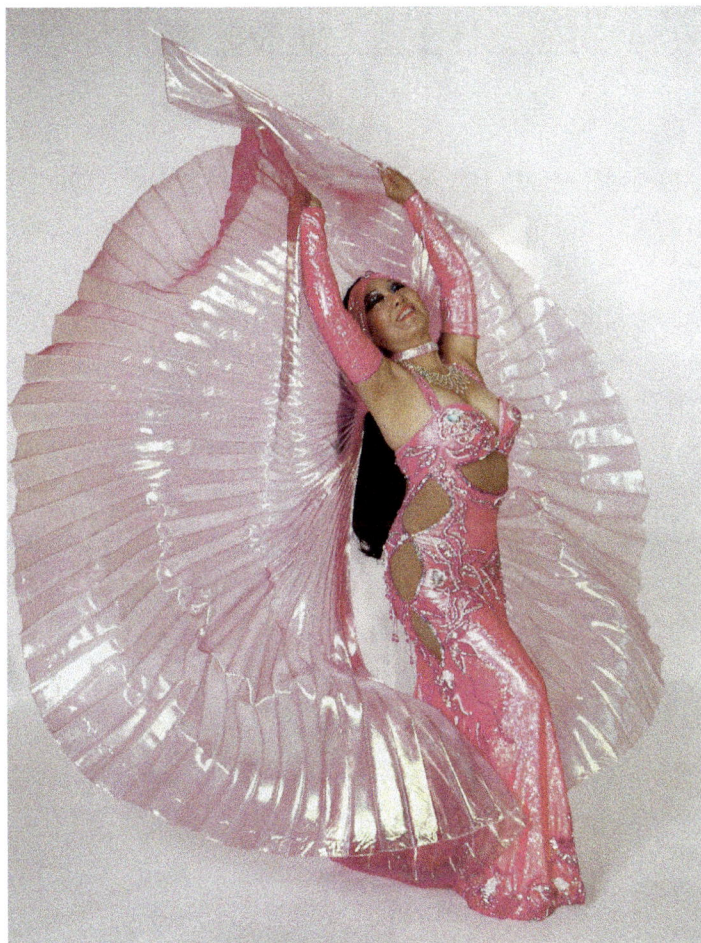

著名肚皮舞者 Ma*Shuqa Mira Murjan

第二十三章：地板的運用

地板運用是在地板上施展肚皮舞的動作。舞者落至地板的同時依然做著滾動式臀部動作、斷續式臀部動作、或軀體上半部或手臂的動作。其也可以添加道具，例如劍、紗巾、蠟燭和其他物件。有時候，舞者會以一個旋身或後仰至地等戲劇化的動作落至地板（土耳其式墜落就是如此——若沒有適當的教導，請不要自己在家嘗試！）。一旦落至地板，舞者可採取跪姿、後仰或端坐的姿勢，用自己選擇的動作來詮釋音樂。

地板運用可以是運動性的，透過身體的下墜、上升（妳需要強健的大腿）和選擇性的後仰至地來強健體魄。這確實是一種健身。就表演過程中對於地板的運用而言，舞者只有在架高的舞台上表演，觀眾才看得見——保持地板清潔因而相當重要——沒有人會想在髒兮兮的地板上滾來滾去（特別是身穿美麗舞衣的時候）。

如果妳想為雙腿、膝蓋和軀體下半部的肌肉加強健身效果，那麼地板運用就是絕佳的管道。這能為妳的舞蹈添加戲劇性。

（妳可以在第二十二章：道具中參考本書作者 Atéa 運用地板的劍舞錄影示範。）

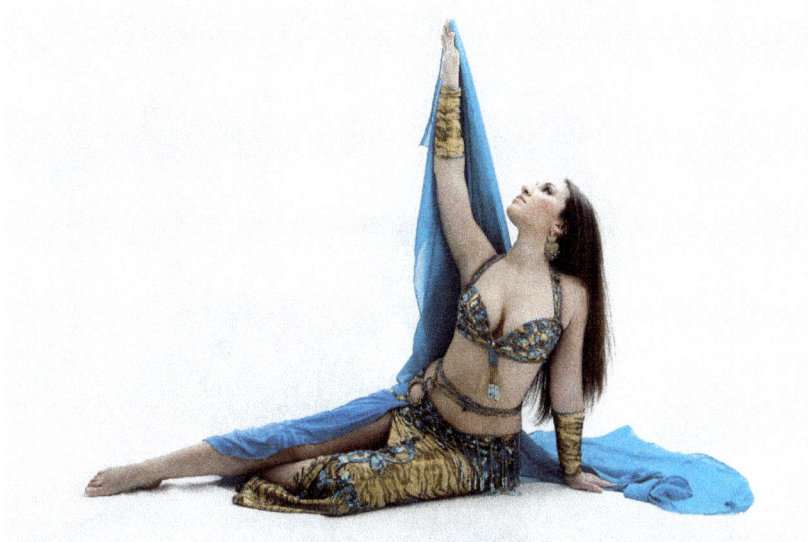

第二十四章：肚皮舞的必要韻律

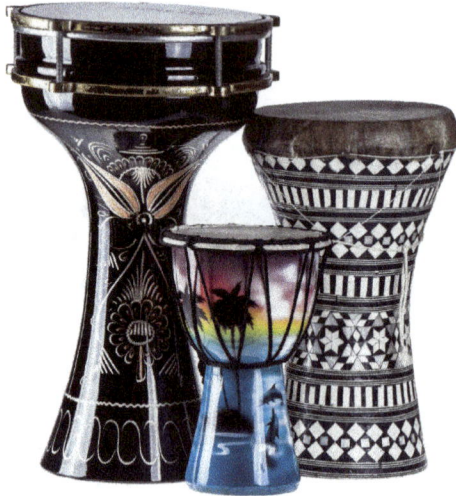

　　儘管妳可以成為優秀的肚皮舞者，而對肚皮舞使用的韻律名稱一無所知，優秀的舞者或教師對下列各種常見的韻律應該耳熟能詳。這些韻律（當然還有其他）常用於傳統和現代的肚皮舞音樂式樣之中。它們大部份用於中東地區，其英文名稱的翻譯因而不見得統一。

　　在肚皮舞中，四四拍的音樂最為常見（特別是較為現代的式樣），但有些傳統東方式的拍號也經常出現，例如六八拍、九八拍（Karsilama 土耳其轉舞）、十八拍等。

　　這些韻律可以改編成不同的速度，並用於不同的舞蹈範式之中，但最常見的幾種列在這裡。

Baladi（或 Baladi, Beledi），又稱為 Maqsoum：通常是中等至快的速度，特別適用於充滿活力的舞蹈和指鈸的使用。

Masmoudi：類似 Baladi，通常速度較慢。

Chiffe Telli（希臘版本為 Tsifteteli）：通常為慢速度，適合慢速舞蹈、地板運用、以及紗巾舞（希臘版本則速度較快）。

Ayoub：「厚重」鼓的韻律，通常用於鼓的獨奏（慢速在傳統上屬於出神／恍惚或所謂 Zar 一類的舞蹈）。

九八拍 Karsilama：生動的九八拍韻律，以中東民俗舞蹈為基礎。常用於歌舞秀式且具有多重結構的肚皮舞表演節目的結尾。

Rumba（阿拉伯式 Rumba)：通常的速度為慢至中等，特別適用於紗巾舞。

Taxim（或 Takseem, Taqsim）：這不是韻律，而是獨奏樂器的隨興創作，通常偏向慢速並充滿深情。有時候也有 Chiffe Telli 一類的背景韻律。

妳可以上網搜索並聆聽上述和其他肚皮舞韻律以及拍號的例子。

第二十五章：肚皮舞的範式

　　世世代代的藝術形式都在演變，衍生出多種不同的範式來反映時代的變遷。時至今日，肚皮舞已然推廣至全世界，其中有幾種範式特別受歡迎。

　　所有經典的肚皮舞範式都使用同樣的、歷經千百年傳承的一系列古典動作和技巧。經典的肚皮舞範式使用的幾乎只有這些基礎動作詞彙，但經過融合的肚皮舞範式明顯有所改變，混合了其他舞蹈形式的動作、音樂和服裝等要素。

　　各種肚皮舞範式之間的分別主要在於下列要素：

- 動作
- 音樂
- 服裝

　　今日所見的重要肚皮舞範式可以分為兩個大類：西方肚皮舞範式，以及東方肚皮舞範式（東方舞蹈）。這兩大類之下各有幾個子類，下面列出比較受歡迎的幾種。

西方肚皮舞範式：

- 美式古典和現代
- 部落式
- 吉普賽式
- 敬神／靈修式
- 融合式
- 健身式

東方肚皮舞（東方舞蹈）範式：

- 埃及式
- 土耳其式
- 黎巴嫩式

- 希臘式
- 東印度式／寶萊塢

　　肚皮舞是個別舞者對於基礎動作和技巧的創意性表達。其讓各個舞者用自己的方式詮釋音樂，而這方式足以反映舞者自己獨特的個性和認知。正是出於這一點，我們可以說，肚皮舞的範式種類一如普天之下的舞者數量那樣多。

第二十六章：西方肚皮舞範式

自從 1893 年的芝加哥世界博覽會以來，肚皮舞在西方世界獲得了普遍的認知。來自中東的舞者在那次博覽會上受到瘋狂關注，而也正是在那一年，博覽會主辦單位和美國媒體開始稱這種舞蹈為「肚皮舞」。肚皮舞的名聲甚囂塵上，啟迪了美國和其他西方國家的無數舞者。

西方、特別是美國的肚皮舞範式已經演變了一百多年，在全世界廣受歡迎。

傳統的東方肚皮舞範式在西方受到了尊崇和保存，但在此同時，新的範式在東方和西方持續發展——毫無疑問，有些新範式在未來的世代眼中將會成為「古典」。

美式古典肚皮舞

這是最初的美式肚皮舞（或稱為歌舞秀或俱樂部式），始於 1893 年的芝加哥世界博覽會，當時有許多美國舞者開始模仿在博覽會上演出的中東舞者。後來，影響美國舞者的還包括中東電影界和歌舞秀的頂尖舞者（主要來自於開羅、貝魯特和伊斯坦堡），此外也有好萊塢電影界，以及美國各大城市的中東餐館和俱樂部的演藝人員。到了 1960 年代，風格顯明的美式肚皮舞範式已然形成。

動作：美式肚皮舞奠基於同樣的傳統動作詞彙和技巧，但它和傳統東方肚皮舞（東方舞蹈）的不同之處在於，美式肚皮舞在動作的詮釋上較為自由，在表達上也更有活力而近似運動。其大量使用紗巾，廣泛使用地板、道具和指鈸。表演常有多重結構（通常是五個部份——開場，紗巾舞，快節奏／鼓的獨奏，慢節奏／地板運用，以及節尾——但偶爾也會變化）。美式肚皮舞甚至會有限地借用其他舞蹈形式的步法，例如芭蕾、爵士和現代舞，但這種借用始終保持在最微量，手法也很微妙。

音樂：大部份的美式古典肚皮舞兼用傳統和現代中東韻律和曲調。

這通常包括傳統和現代中東音樂的特色，也有西方樂器和詮釋手法。個別樂器演奏和整體樂曲編排可以是相當複雜而華麗的，特別是有大型樂團助陣，或在音樂錄製過程中使用豪華配樂的時候。

請循以下網址，聆聽樂曲 Raqs Anaheed（四十七秒）。

http://www.magicalmotion.com/ebook/audio-raqs-anaheed/

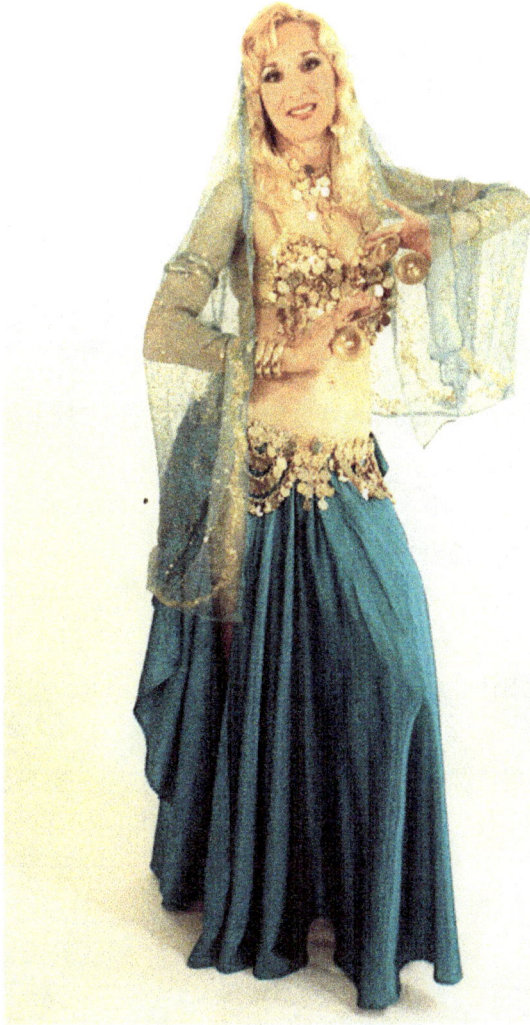

服裝：美式古典肚皮舞的服裝一般都很華麗而絢爛（想像那種好萊塢式的女裝設計）。舞者的服裝通常是兩件式，上半身是裝飾精美的胸罩、背心或薄紗上衣／袖管（上腹部通常裸露，但也有例外），下半身是固定在臀部的長裙和／或燈籠褲。最常使用的布料是絲、緞、薄紗、金銀蕾絲，以及其他綴有亮片、玻璃珠或金屬性絲線閃閃發光的織料。

舞者習慣用臀巾或臀圍，設計式樣和胸罩或上衣相襯。臀巾或臀圍多半用金屬幣和／或珠寶裝飾，或是帶有玻璃珠、流蘇花邊或珠寶的織布。此外，舞者通常會戴珠寶首飾，例如項鍊、臂環、手鍊、耳環、腳踝飾品、以及頭飾。一般而言，美式古典肚皮舞的服裝比其他西方肚皮舞範式要來得更為亮麗、鋪張而精美。

美式古典肚皮舞的服裝廣泛多變，從簡單的流線型到徹頭徹尾的璀璨亮麗都有。這種肚皮舞範式和服裝適合於各種年齡階層的觀眾。

美式現代肚皮舞

美式古典肚皮舞繼續演變，在音樂和服裝兩方面發展出新的潮流，最終成為現代肚皮舞。

動作：一般而言，美式現代肚皮舞近似於古典肚皮舞，卻更為努力地探索對於基礎動作和概念的創意性詮釋。美式現代肚皮舞通常只會表演歌舞秀式多重結構之中的一兩個部份，而不像傳統那樣演出三個部份或更多。

音樂：美式現代肚皮舞可以使用古典肚皮舞音樂，或是比較現代的肚皮舞音樂。

服裝：美式現代肚皮舞的服裝近似於古典肚皮舞，但有時也會用更新潮而時髦的裝飾。

部落式肚皮舞

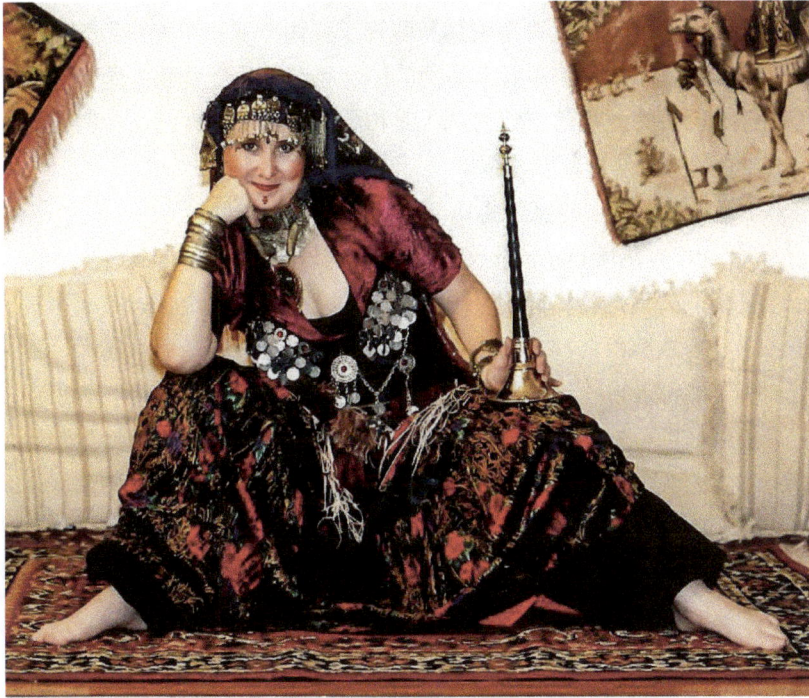

Yasmina

　　部落式肚皮舞於 1960 年代始於舊金山地區。開創這個範式的美國舞者比較偏好民族和民俗性的舞蹈和服裝。部落式肚皮舞發源於當地復興文藝的慶典活動，街頭式嘉年華，以及非正式的即興音樂會，並以其獨特服裝而聞名，此類服裝受全世界各個民族文化的啟發，特別是印度、中亞、北非和中東等地區。部落式肚皮舞通常以舞團形式演出。其很快就從加州傳播到美國其他地區，現在也在全球多個國家演出。

　　動作：部落式肚皮舞採用了美式古典肚皮舞和東方肚皮舞（東方舞蹈）的傳統動作詞彙。其通常由一群舞者演出，彼此模仿，其動作因而比較大幅度而緩慢、深刻，不像其他範式那樣複雜。即便是單獨演出的舞者也傾向於這種對於動作核心和音樂的純樸性詮釋手法。部落式肚皮

舞有時候會用指鈸和劍一類的道具，但紗巾的使用不像美式古典肚皮舞那樣頻繁，用法也不一樣。

音樂：部落式肚皮舞常用具備傳統或現代中東韻律和曲調的音樂。其通常是傳統和現代中東音樂特色的組合，並加入一些西方樂器的演奏和詮釋。為了傳達村落或鄉村感，其和歌舞秀式肚皮舞相比，其音樂通常較少注重樂器演奏和樂曲編排。

請循以下網址，聆聽樂曲 Drums Araby（四十六秒）。

http://www.magicalmotion.com/ebook/audio-drums-araby/

服裝：部落式肚皮舞的服裝較有層次感，常覆蓋全身，質料厚重，在長裙、燈籠褲和上衣方面使用較多的織布。服裝質感著重自然，不透明，例如棉和人造絲。式樣經常是短袖外套和其他上衣／背心的組合，可單獨穿，也可外加裝飾精美的胸罩。部落式肚皮舞的服裝大量使用古老的民族性珠寶、流蘇、頭巾和刺青，化妝比較厚重而具有異國情調，包括臉部刺青和運用髮辮和假髮創造的民族性髮型。

美國部落式肚皮舞

部落式肚皮舞在 1980 年代發展出一個分支，即美國部落式肚皮舞。其由著名舞者 Carolena Nericcio 及其舞團 FatChanceBellydance 創立。這種範式近似於部落式肚皮舞，但著重於一種專門的團體隊形，以及舞者之間即興式的、輪流領導啟發式的表演。

部落融合式肚皮舞

部落融合式肚皮舞同樣從最初的部落式肚皮舞演變而來。其服裝近似於其他範式的部落式肚皮舞。但正如其名稱所暗示的，融合部落式肚皮舞融合了經典肚皮舞的動作和其他舞蹈形式的特色。在此同時，融合部落式肚皮舞的音樂通常比較現代，且兼容並蓄。

吉普賽式肚皮舞

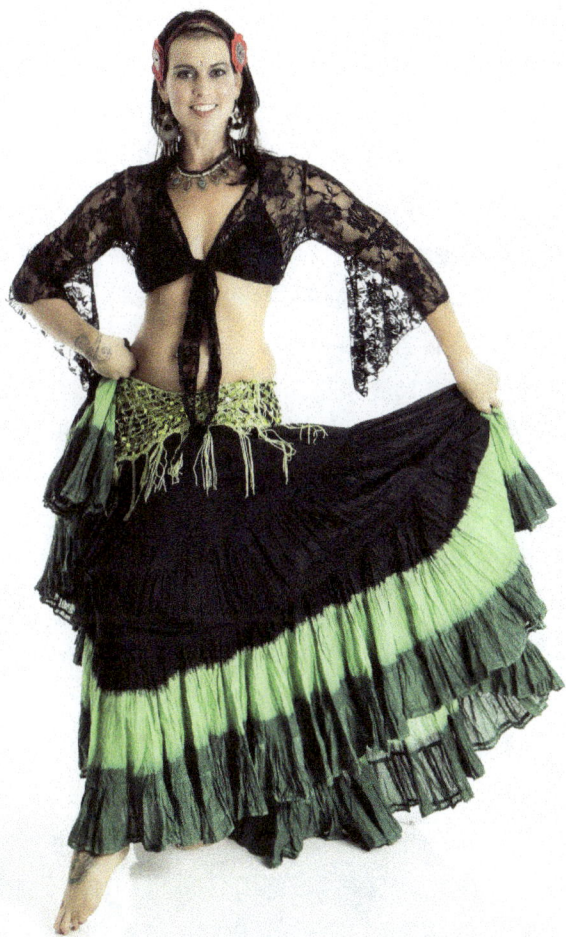

受吉普賽舞蹈啟發的肚皮舞

　　吉普賽式肚皮舞是對於所謂「吉普賽」人（Gypsy，比較正式的名稱是 Rom、Roma 或 Romani，主要來自土耳其、西班牙、巴爾幹半島和埃

及）的表演和民俗舞蹈所做的廣泛而自由性的詮釋。據說吉普賽人於數千年前發源於印度北部。他們向北方和西方遷徙，到了中東和歐洲，最初的舞蹈範式在演變過程中融合了其他文化的特色。到了 1960 年代，吉普賽式肚皮舞開始在美國肚皮舞界流行起來，進一步融入「吉普賽」人的服裝特色、音樂和民俗步法。

動作：吉普賽式肚皮舞採用古典肚皮舞的基礎動作詞彙和概念，又加上了吉普賽人和中東地區的民俗步法等特色。其以熱情洋溢、豐富多便和充滿活力而聞名。舞者通常使用手鼓和指鈸等道具。今日的吉普賽式肚皮舞大量使用長裙，但過去的許多吉普賽舞者不接受這種技法。

音樂：吉普賽式肚皮舞會用一些純正的傳統吉普賽音樂，更常用的卻是吉普賽、土耳其、阿拉伯和歐洲民俗音樂的混合和編排特色。常見的樂器包括小提琴、吉他和手鼓。

請循以下網址，聆聽樂曲 Sultana Habanera（五十二秒）。

http://www.magicalmotion.com/ebook/audio-sultana-habanera/

服裝：吉普賽式肚皮舞的寬鬆長裙和燈籠褲使用厚重而不透明的布料，並搭配背心和／或上衣（常有寬大袖管）。舞者常裸露上腹部，但也有例外。長裙通常多皺摺（類似於相關的佛朗明哥舞），也常用大膽的色彩和式樣。對於臀部的強調則多半是帶有流蘇的披巾和／或金屬幣裝飾的臀圍。其他裝飾可包括長頭巾和民族性珠寶的大量展示。

敬神／靈修式肚皮舞

古代崇敬女性神祇的各種文化似乎和肚皮舞有重要的關聯。然而現代的敬神／靈修式肚皮舞一直要等到 1960 和 1970 年代才算生根，主要也是在美國。這種舞蹈範式是對於肚皮舞在心理／肉體／靈性等方面合一的特色做進一步的探索和表達，特別強調神性的女性氣質。

動作：敬神／靈修式肚皮舞是經典肚皮舞的一種，大部份的動作都出於傳統肚皮舞的詞彙。這其中當然包含了其他舞蹈形式的特色。然而舞者若引入太多外在的舞蹈特色，其舞蹈就會成為混合式肚皮舞了。敬

神／靈修式肚皮舞常用道具，特別是象徵靈性概念的道具，包括紗巾、蠟燭、羽毛、面具等等。

音樂： 敬神／靈修式肚皮舞可使用任何一種肚皮舞音樂。廣受歡迎的幾種包括傳統和現代的中東音樂，世界性節奏，和新世紀音樂。

請循以下網址，聆聽樂曲 Hollywood Sheba（四十六秒）。

http://www.magicalmotion.com/ebook/audio-hollywood-sheba/

請循以下網址，聆聽樂曲 Bach Air Ballady（四十七秒）。

http://www.magicalmotion.com/ebook/audio-bach-air-ballady/

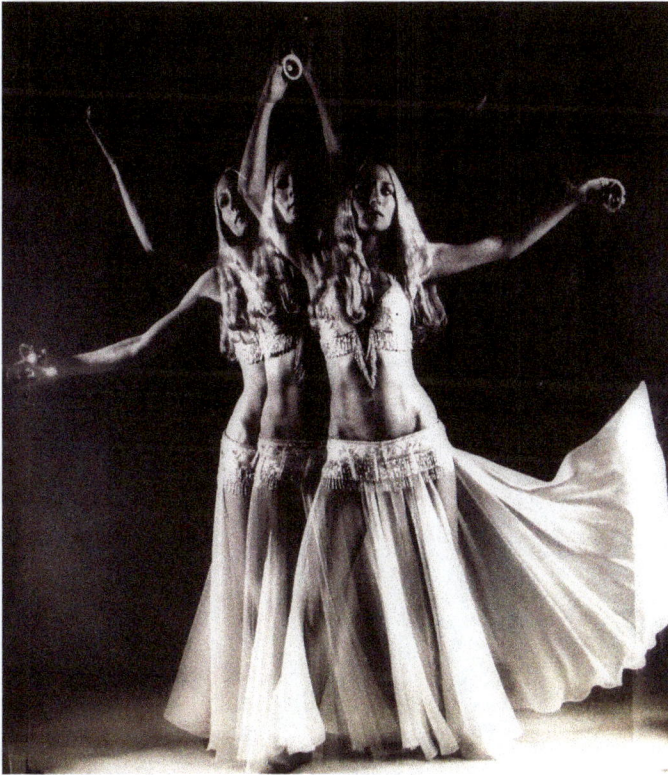

服裝： 敬神／靈修式肚皮舞可使用任何服裝，但式樣通常比較柔和而女性化，具有飄揚的質感。

頗有趣的一點是，肚皮舞在美國的廣受歡迎，和 1960、1970 年代以來迅速擴展的女權運動有相當大的關聯。隨著女性在經濟、社會、政治和靈性等方面持續地追求平等，敬神／靈修式肚皮舞也逐漸成長茁壯。

融合式肚皮舞

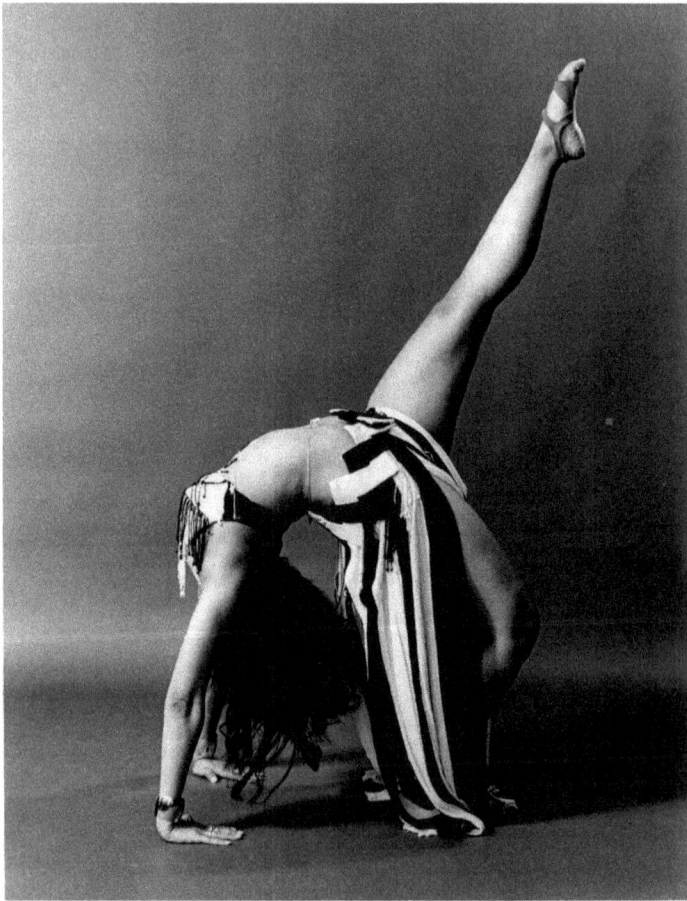

India Sharpe Ludueña

我們可以說，今日所見的所有肚皮舞範式都發源於某種融合；這是因為所有舞蹈形式的演變都是在既成或古典發展中添加新的特色。某些

舞蹈動作的詞彙和概念進行合併，繼而持續相當長的一段時間，創造出特定而廣為人知的古典舞蹈形式。肚皮舞做為一種經典藝術，同樣會在包容各種新特色的過程中做出各種適應，乃至於在某種程度上改變了廣為人知的古典舞蹈形式，即所謂的「融合」。

融合式肚皮舞含有許多肚皮舞的基礎動作，卻也包容了足夠的外來特色，以至於和傳統肚皮舞有所區別。這非但不能減損融合式肚皮舞的價值，反而讓它與時俱進，極可能在未來崛起為一種古典舞蹈形式。

動作：在融合式肚皮舞中，舞者展現古典肚皮舞的動作，同時自由添加其他舞蹈形式的特色，包括芭蕾、體操、嘻哈舞、東印度舞、波里尼西亞舞、佛雷明哥舞、以及非洲舞蹈。

音樂：融合式肚皮舞可採用各種音樂，從傳統阿拉伯舞曲到任何其他一種音樂形式。最常用的是東方和西方的現代組合。

請循以下網址，聆聽樂曲 Abraxas Raqs（四十六秒）。

http://www.magicalmotion.com/ebook/audio-abraxas-raqs/

請循以下網址，聆聽樂曲 China Harps Arabesque（四十六秒）。

http://www.magicalmotion.com/ebook/audio-china-harps-arabesque/

服裝：融合式肚皮舞可使用任何種類和形式的服裝。最常見的是古典肚皮舞和／或部落式肚皮舞特色的變化。

要指出經典肚皮舞和融合式肚皮舞之間到底有什麼實際的差別，實在是見仁見智。這通常取決於舞者的動作和音樂有多少出自於傳統肚皮舞的範式，又有多少出自於外來的影響。大部份教授或演出融合式肚皮舞的舞者都用「融合式」這個名稱，以避免和傳統或古典肚皮舞範式混淆不清。

健身式肚皮舞

從 1970 年代以來，肚皮舞就是一種廣受歡迎的健身方式。事實上，正是因為肚皮舞之為充滿樂趣和效率的健身方式的名聲，讓美國各地的許多青年社團、社區中心和舞蹈教室向一般大眾提供這方面的課程，進

一步造成肚皮舞在美國的可觀成長。從 1970 年代以來，健身式肚皮舞和健身潮流一起演變，新的舞蹈形式層出不窮。健身式肚皮舞通常被視為健身養生之道，而不是一種藝術性的舞蹈表現。

相對於西方近年來對於肚皮舞種種益處的認知，傳統東方文化中的女性長久以來早已體會到肚皮舞在增益健康方面的重要性。許多個世紀以來，她們用肚皮舞來保持身體強健、結實而充滿彈性，特別是考慮到生育方面的需要。她們同樣體認舞蹈在情感和心理方面的益處，得以自由自在地和同伴一起翩翩起舞，建立社群連結，減少壓力，共享樂趣。

動作：健身式肚皮舞採用某些較具運動性的動作，又加上各式各樣的健身形式，比如手部和腳部的舉重、有氧運動技巧、傳統運動（如仰臥起坐和抬腿）、普拉提瑜珈、瑜珈體位、以及阻力帶。

音樂：健身式肚皮舞可採用任何音樂，但帶有中東或拉丁特色的現代音樂比較常見。

請循以下網址，聆聽樂曲 Fiesta Roberto（四十四秒）。

http://www.magicalmotion.com/ebook/audio-fiesta-roberto/

請循以下網址，聆聽樂曲 Happy Jungle（四十秒）。

http://www.magicalmotion.com/ebook/audio-happy-jungle/

服裝：健身式肚皮舞通常採用健身式服裝，比如豹紋、緊身褲、瑜珈褲、或寬鬆的衣服。臀圍或簡單的臀部繫帶也很受歡迎。

經典肚皮舞本身就是一種絕佳的健身方式。儘管如此，隨著一般大眾逐漸體認肚皮舞技巧之為一種價值非凡的健身形式，新的健身式肚皮舞範式將會繼續產生。

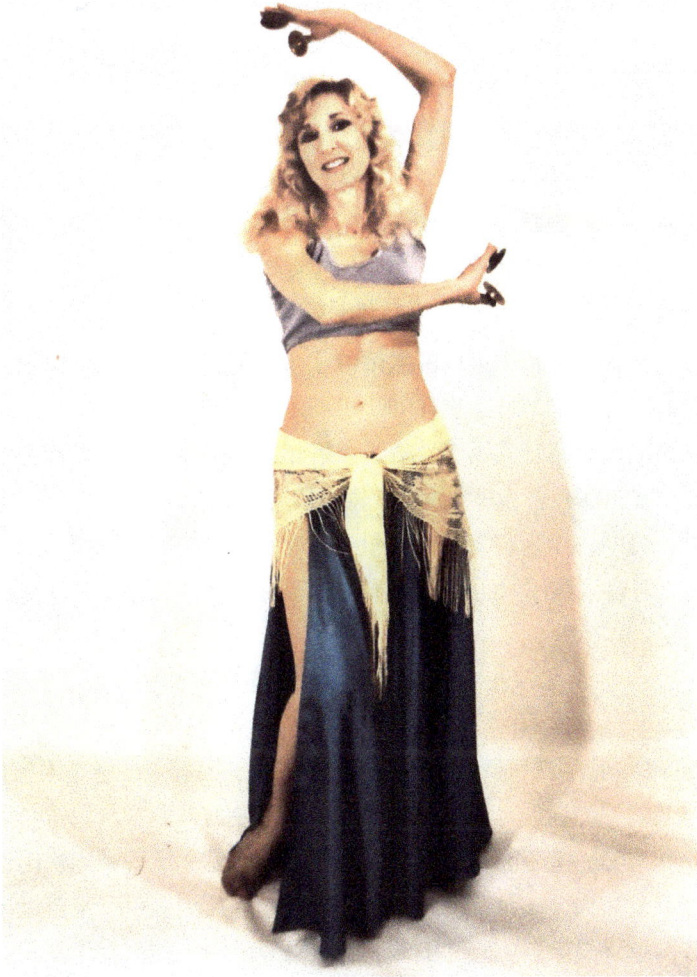

第二十七章：東方肚皮舞範式

我們不知道肚皮舞起源的確切地點、時間或方式。然而地中海地區和近東以及中東地區的多種文化長久以來一直傳承著古典肚皮舞的動作詞彙和技巧。我們有相當的證據顯示肚皮舞在兩千多年前就存在了，地點包括古希臘、腓尼基、西班牙、安那托利亞（小亞細亞）、以及埃及的亞歷山大港。

肚皮舞在近東和中東地區繼續傳承，成為其民俗和慶典舞蹈的一部份。除此之外，專業舞者也在咖啡館和歌舞秀演出，進一步把各種核心動作發展成風格特定的娛樂性舞蹈。近年來，阿拉伯、希臘和土耳其的俱樂部和餐館都有著名舞者用肚皮舞來招待本地人和遊客。

東方舞蹈近年來在這些近東和中東地區文化中的成長和轉型，在相當程度上影響了現代和西方肚皮舞範式的演變。

埃及式肚皮舞／Raks Sharki

Raks Sharki 的意思是「東方之舞」或「東方舞蹈」，這是埃及式肚皮舞的一個常用的名字。許多個世紀以來，埃及的非正式和民俗舞蹈包含了許多肚皮舞的基礎動作，但專業舞者在咖啡館和歌舞秀的演出也相當受歡迎。近年來，埃及許多五星級飯店的著名舞者吸引了來自世界各地的觀眾，特別式來自美國和歐洲的肚皮舞愛好者。在引介埃及式肚皮舞至全世界這方面，總部在開羅的阿拉伯電影界扮演了關鍵性的角色。

動作：在古典肚皮舞動作和概念的使用上，埃及式肚皮舞（特別是較老的版本）常有比較精緻和微妙的手法。在埃及式肚皮舞中，舞者追求的是對於音樂的藝術性、情感性表達，以及和觀眾之間的友善互動。埃及式肚皮舞的現代版本比較西方化，加入了其他藝術形式的技巧，比如芭蕾、交際舞、以及好萊塢的音樂劇。大部份的埃及式肚皮舞者絕少會過度運用指鈸、紗巾或地板（後者在埃及不受歡迎）。在這範式中，

除了 Raks Assaya（杖舞）和 Raks Shamadan（燭台舞），很少使用道具。

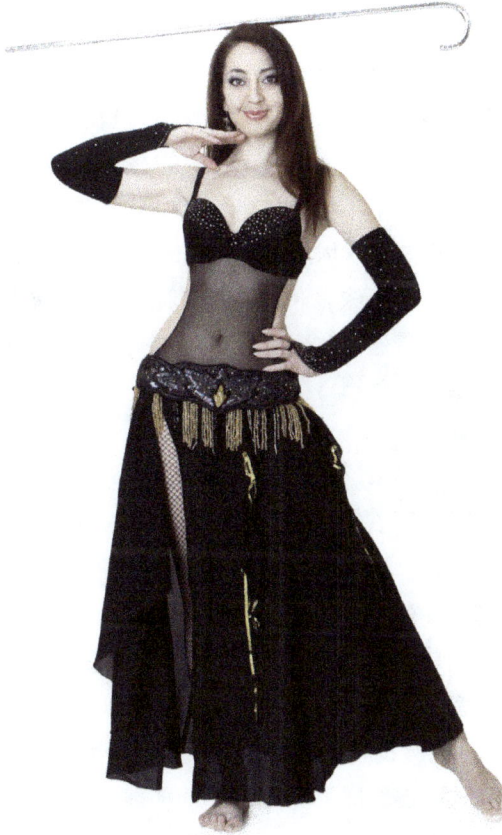

Raks Assaya（埃及杖舞）

音樂：在歌舞秀演出的埃及式肚皮舞中，舞者配合的是演奏阿拉伯音樂的大型樂團。其中有多種樂器，包括 doumbeks（阿拉伯手鼓）、

kanoon（弦樂）、小提琴、ouds（阿拉伯琵琶）、以及 mizmars（號角）。在比較現代的音樂形式中，有時會添加西方樂器，比如鍵盤和電樂器。典型的表演可以長達三十分鐘或更久，期間也有各式各樣的速度、韻律和曲調讓肚皮舞者詮釋。比較現代的埃及式肚皮舞曲可以包含美式或世界性節奏的音樂。

請循以下網址，聆聽樂曲 Doumbek and Tamborine（三十二秒）。
http://www.magicalmotion.com/ebook/audio-doumbek-and-tamborine/

服裝：自從 1950 年代以來，埃及就禁止肚皮舞者在公開表演時裸露上腹部。埃及式肚皮舞的服裝通常是一件式的長袍，或上下兩件式（上半身為裝飾精美的胸罩，下半身為長裙）而用緊身衣式的單薄布料蓋住上腹部。無論是哪一種式樣，埃及式肚皮舞的服裝都是絢爛而優雅的，質感豐富的布料用大量玻璃珠、珠寶和珠式流蘇裝飾而顯得華麗無比。同樣用玻璃珠裝飾的繫帶通常會直接縫在長裙上，其更有相配的飾品，例如項鍊、手鍊和踝鍊、耳環、以及頭飾。埃及式肚皮舞絕對是一種耀眼而女性化的舞蹈範式。

土耳其式肚皮舞／Oryantal Dansi

在今日的土耳其一帶，肚皮舞很可能有數千年的歷史。其在中世紀只能在鄂圖曼帝國的皇族後宮以及一般人民的社交舞宴中演出。大量湧入帝國的吉普賽人對土耳其式肚皮舞有重要的影響，而古老敬神／靈修式肚皮舞文化在當地的漫長歷史無疑也扮演了影響性的角色。

動作：土耳其式肚皮舞採用古典肚皮舞的動作和概念，卻比其他的東方肚皮舞範式更有活力、絢麗而大膽。其動作通常更有運動性，常用指鈸。地板運用（即地板高度的動作）是經典，紗巾和其他道具也常使用。其對於情慾的表達有時候難免明顯，特別是 1970 和 1980 年代於土耳其歌舞秀中演出的肚皮舞常會如此。

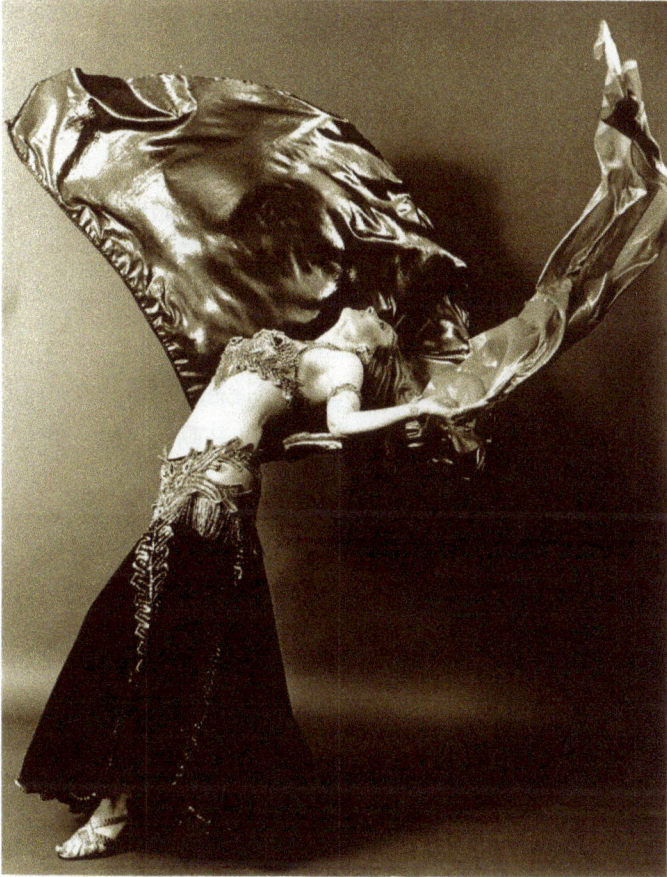

Annalisa

音樂：在土耳其歌舞秀中，舞者搭配大型樂團演奏的阿拉伯音樂，通常也帶有吉普賽風味，速度快而充滿活力。其包括各種樂器的使用，例如阿拉伯手鼓、小提琴、阿拉伯琵琶、鍵盤、雙簧管、以及黑管。典型的演出可以長達三十分鐘或更長，期間有各式各樣的速度、韻律和曲調。比較現代的土耳其式肚皮舞曲形式也可以包含電樂器或世界性節奏的音樂特色。

請循以下網址，聆聽樂曲 Hand Drums, Riq and Zils（四十九秒）。

http://www.magicalmotion.com/ebook/audio-hand-drums-riq-zils/

服裝：土耳其式肚皮舞的服裝，特別是在 1970 和 1980 年代，以其精簡和性感而聞名。當時的服裝通常包括經典的、裝飾精美的胸罩，以及相襯的腰帶和長裙。長裙通常以單薄的布料縫製，和美式或埃及式肚皮舞相較，則使用的布料更少，顯露出舞者身軀的更多部份。

當前的土耳其式肚皮舞服裝比較保守。最常見的是用大量玻璃珠裝飾的腰帶和胸罩，也有相襯的飾件，例如項鍊、手鍊或踝鍊、耳環、以及頭飾。長裙常用美麗的布料製成，腰帶和胸罩則有挖空的部份。一般而言，土耳其式肚皮舞服裝看起來性感而隨性，頗有挑逗意味。

近年來的土耳其式肚皮舞表演和服裝都比惡名昭彰的 1970 和 1980 年代要低調許多。其和其他的肚皮舞範式一樣，在動作詮釋、音樂和服裝等方面持續衍生出新的特色。

黎巴嫩式肚皮舞

黎巴嫩式肚皮舞和其他東方肚皮舞範式一樣，非常古老，至少可追溯至腓尼基人的時代。其在今日被視為埃及式肚皮舞和土耳其式肚皮舞的一種藝術性的混合。黎巴嫩式肚皮舞通常比典型的埃及式肚皮舞更有活力，卻比土耳其式肚皮舞要來得柔和。

動作：黎巴嫩式肚皮舞採用古典的肚皮舞動作和技巧，就像埃及式、土耳其式或美式古典肚皮舞範式一樣。其類似埃及式肚皮舞，受到芭蕾等其他舞蹈形式的影響（而芭蕾本身最初也受到十八世紀波斯宮廷舞蹈的影響）。指鈸和道具的使用都很常見。

音樂：黎巴嫩式肚皮舞近似埃及式肚皮舞和土耳其式肚皮舞，多半兼用傳統和現代的阿拉伯音樂。

請循以下網址，聆聽樂曲 Aegean Chiftitelli（四十三秒）。

http://www.magicalmotion.com/ebook/audio-aegean-chiftitelli/

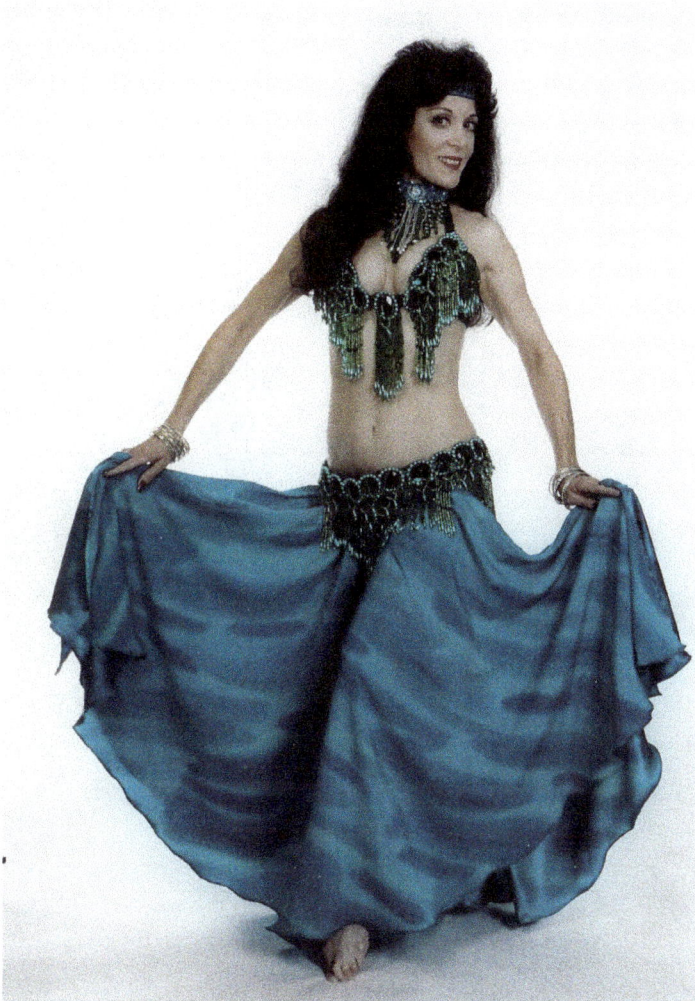

Anaheed

　　服裝：黎巴嫩式肚皮舞的服裝通常是優雅的歌舞秀式樣，包括經典的兩件式，即裝飾精美的胸罩和相襯的腰帶（常以玻璃珠裝飾）和長裙。其使用質感豐富的布料和珠寶，類似於埃及式肚皮舞的服裝。然而在黎巴嫩式肚皮舞中，舞者可以在公開演出時裸露上腹部，通常也都會這樣做。

希臘式肚皮舞

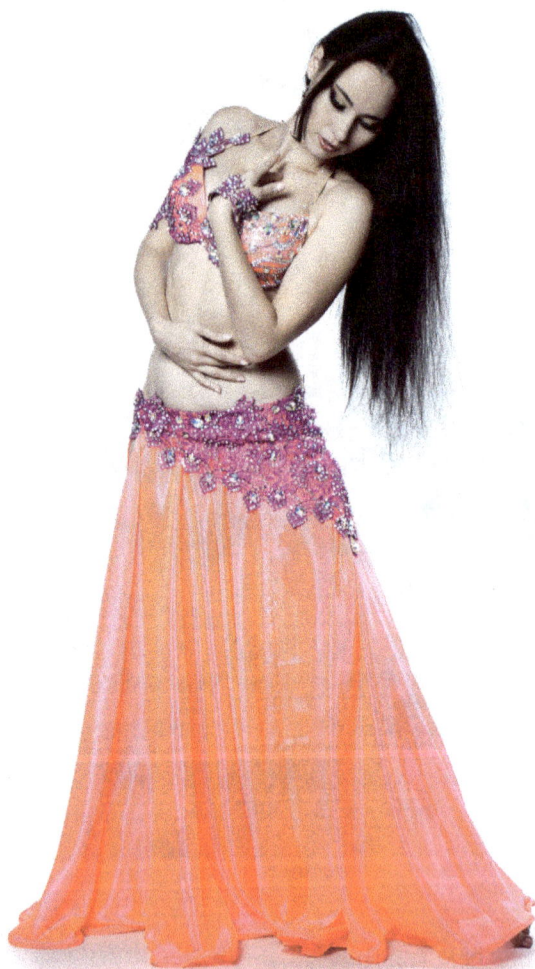

希臘歌舞會式樣

　　古希臘雖然被視為「西方」文明的發源地，希臘式肚皮舞在本書中卻列入東方舞蹈的類別。這是因為現代希臘人多半都認為肚皮舞（即在

希臘演出的專業舞者）是一種土耳其舞蹈。儘管肚皮舞的古典範式很可能都出現在古希臘，今日由專業舞者演出的歌舞秀式樣在許多人眼中卻不屬於希臘。

希臘人常在宴會、婚禮、舞場等非正式場合採用肚皮舞的動作。希臘語稱這舞蹈為 Tsifteteli，源自於土耳其語的 Chiftetelli。

在希臘和世界其他各地，專業舞者通常在希臘餐館和慶典中演出。在此介紹這種「希臘」式樣的肚皮舞。

動作：專業的希臘式肚皮舞近似於美式古典歌舞秀肚皮舞，在動作詮釋上有較多的自由，在表達上則比埃及式肚皮舞更有活力而具有運動性。其使用紗巾、地板、道具和指鈸。表演通常有多重結構。

非正式的希臘式肚皮舞（宴會舞）採用古典肚皮舞的動作，但比專業舞蹈更簡單，較為隨興。

音樂：希臘式肚皮舞的音樂是西方和中東樂器的精彩結合，常帶有土耳其風味。現代的希臘樂隊通常包括 bouzouki（長頸電琵琶），具領導地位的黑管，鍵盤，以及展現韻律的電吉他。打擊樂器通常包括整套的鼓，有時也用阿拉伯手鼓，或兩者兼用。

請循以下網址，聆聽樂曲 Opa Atlantis（五十三秒）。

http://www.magicalmotion.com/ebook/audio-opa-atlantis/

服裝：希臘式肚皮舞的服裝通常絢豔而華麗，近似美式古典肚皮舞。常見的裝扮是長裙配上臀部的繫帶，並有相襯的胸罩和珠寶。布料通常是絲、緞、薄紗、金銀蕾絲，以及其他綴有亮片、玻璃珠或金屬性絲線閃閃發光的織料。

東印度╱寶萊塢式肚皮舞

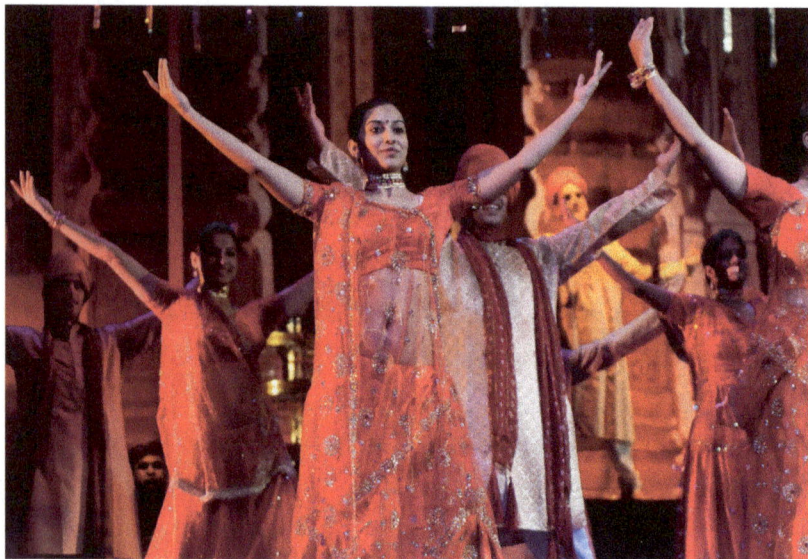

寶萊塢舞台秀

　　肚皮舞很可能存在於數千年前的印度，後來才被當前的古典印度舞
蹈取代。儘管傳統的肚皮舞數百年來不算是印度文化的一部份，其中卻
有些蛛絲馬跡，把肚皮舞和過去的印度聯繫起來。吉普賽人據說源自於
印度北部，也有悠久的肚皮舞歷史。他們在一千五百多年前離開印度，
往西方遷徙，在舞蹈上影響了沿路經過的許多文化。即便在今日的埃及
依然有一群名喚 Ghawazi 的著名的肚皮舞者以古印度為自己的發源地。

　　肚皮舞的核心技巧和瑜珈也有許多相似之處，兩者都動用了肉體的
各個能量中心，即 chakras。許多古印度雕塑在描繪神話中的女性時採用
了肚皮舞的姿態，其部份服飾也類似於今日的肚皮舞臀巾或臀圍。

　　二十世紀以來，肚皮舞的動作和服裝特色常出現於所謂「寶萊塢」
的印度電影和演藝表演之中（「寶萊塢」對比於「好萊塢」的電影業，
主要以印度的孟買為中心）。

　　動作：寶萊塢的電影業近似好萊塢，大量借用各方面的資源而創造

出令人驚異的娛樂性表演。儘管有些寶萊塢電影會包含傳統肚皮舞，大部份的寶萊塢式肚皮舞卻是一種兼有經典肚皮舞動作、古典印度舞蹈和世界各地多種舞蹈步法的融合。在這種情況下，因為大部份的動作不屬於肚皮舞的範圍，寶萊塢式肚皮舞並不是經典的肚皮舞範式，而是傳統東方舞蹈和現代西方動作的娛樂式混合。

音樂：寶萊塢式肚皮舞的音樂涵蓋了傳統和現代的印度音樂及其融合。越來越常見的則是傳統印度音樂和其他音樂形式的混合（例如美式流行音樂特色或傳統阿拉伯樂器的添加）。

請循以下網址，聆聽樂曲 Raga Raq（四十四秒）。

http://www.magicalmotion.com/ebook/audio-raga-raq/

服裝：寶萊塢式肚皮舞的服裝可以是許多獨特的民族特色和好萊塢奇幻的組合。傳統印度服飾可以搭配阿拉伯式和美式肚皮舞的時尚。布料通常有豐富多變的色彩和設計，也常使用亮片、金粉或金屬性絲線。印度素以美麗的珠寶而聞名，寶萊塢式肚皮舞的服裝也經常大量使用珠寶，並加上頭飾、鼻環、耳環、項鍊、許許多多的手鍊和踝鍊、以及戒指一類的手部裝飾等等。

儘管當前的經典肚皮舞不算是印度的本土舞蹈，至少有某些古典肚皮舞的動作和概念卻可能在數千年前發源於印度，隨後傳播到世界各地。

第二十八章：肚皮舞的歷史

　　儘管有大量的研究，我們依然不知道肚皮舞——這種具備獨特動作詞彙和技巧的舞蹈形式——的確切來源。毫無疑問的是，「肚皮舞」這個名稱極為古老，至少有兩千年的歷史，可能更為悠遠。

　　有越來越多的證據足以證明，肚皮舞的獨特動作可追溯到新石器時代（約為西元前一萬兩千年至四千年）以及當時世界各地尊崇女性神祇的多種文化。

　　在尊崇女性的古代文化中，舞蹈是極為重要而神聖的。女性的腹部被尊崇為「生命之杯」(cup or chalice of life)，這在新石器時代的歐洲、非洲、印度、近東和中東地區、以及世界其他各地的社會中都很明顯。由於這些社會的許多最受珍視的繪畫和雕塑作品都展現了螺旋、波浪、圓弧形的象徵記號和規律，而這些記號和規律又常見於肚皮舞，這些古老藝術作品和今日的肚皮舞應該有邏輯上的關聯。

　　新石器時代的社會典型是以母系和人際關係為重，但當時的常態到後來逐漸消失，被當代的父系主導典型取代。隨著這過程長達數千年的改變，肚皮舞也傳播至各種新天新地，在其他地區則消聲匿跡。新宗教的發展，人類的遷徙，以及戰爭，都是影響肚皮舞在世界各地傳播和推廣的主要因素。

　　自從其存在以來，肚皮舞的演出原因有無數種，包括娛樂觀眾、準備生產、儀式所需、生理教育、社群連結、舉宴慶祝、以及單純為了享受舞蹈的樂趣而舞。肚皮舞的多種變化也有所演繹，足以表達其存在過和依然存在的多種文化。然而肚皮舞的多種變化和範式，及其使用的音樂和服裝，儘管在這許多年來有所發展、演變，基本的肚皮舞動作直至今日依然沒有任何顯著的變化。

　　在近代歷史中，西方國家當前所知的「肚皮舞」主要是由地中海一帶以及近東和中東地區的各個文化保存了基本的動作詞彙。

　　自從伊斯蘭教在西元七世紀開始發展以來，許多回教社會對男女性

別有嚴格的隔離政策。正因為如此，中東地區世世代代的女性只能在家庭和社交場合的女性聚會中演出肚皮舞。這種舞蹈藝術因而由母親傳給女兒，年老一輩傳給年輕一輩，在相當大的程度上避免了來自外界的影響。在此同時，本土的專業舞者透過公開和私人慶典的演出而協助保存了肚皮舞的藝術。到了十九和二十世紀，專業舞者的表演更擴展到咖啡館和歌舞秀。

大部份歐洲人在拿破崙於 1798 年征服埃及後重新認識了肚皮舞，這主要是透過歐洲旅人的記述和東方繪畫作品。當時的法國開始稱這種舞蹈為「肚皮之舞」(danse du ventre or "dance of the belly")。

美國一般大眾在 1893 年的芝加哥世界博覽會期間認識到肚皮舞。當時有個名叫索爾・布魯姆的企業家從近東和中東地區引進了專業舞者，安排她們在博覽會的東方展覽館中花六個月的時間展演自己本土的舞蹈藝術。在這之前，肚皮舞極可能已經在美國其他較小的場地演出過，但世界博覽會做為全國性的重要場合，受到絕大的關注。布魯姆把法語的「肚皮之舞」翻譯成英語的「肚皮舞」(bellydance)，這個在今日受到全世界認知的名稱從此便推廣到所有英語系國家（對於這種舞蹈藝術的評價，每個人當然有不同的看法）。布魯姆在博覽會期間安排的表演大受歡迎，肚皮舞因而在美國流行起來，造就了許多世代的美國專業舞者。

博覽會結束後，美國舞者在演藝秀、嘉年華、戲院、舞台秀一類的場合演出時模仿了這種舞蹈。發明家愛迪生在 1896 年開始拍的短片是至今所知最早的動態影像，其中有些短片就展現了一個名叫法蒂瑪的肚皮舞者和其他同行。

肚皮舞後來也出現在好萊塢電影以及之後的美國電視節目中。然而這一類的肚皮舞向來由受過芭蕾或爵士一類的西方舞蹈訓練的美國舞者擔綱，而這趨勢直到近年來才有所改變。這些美國舞者盡力模仿了她們認為是傳統的肚皮舞動作。儘管有些表演不能算是貨真價實，美國女性依然深受影響，陶醉於肚皮舞展現的神秘和誘人印象。

然而，即便到了 1950 年代晚期，絕少有美國人能說自己親眼看過正宗而經典的肚皮舞表演。美國各大都會區的街頭巷尾都有許多深藏不露

的少數民族餐館和俱樂部，偶爾會有肚皮舞的表演，擔綱的都是在近東和中東地區出生長大的舞者。她們透過傳統方式學習肚皮舞，也就是由母親或女性親友傳承給下一代。她們到美國來推廣這種舞蹈藝術，以此為生，用自己的表演進一步啟迪了美國女性，有些幸運的美國學生更得以學到她們的某些動作和技巧。

到了 1960 和 1970 年代，肚皮舞成為健身和個人賦權的時尚（其和 1960 年代的女權運動和文化興革其頭並進），大量的美國女性也開始加入這個潮流。為了滿足學習肚皮舞的需求，美國各地的舞蹈教室如雨後春筍般創立。舞者和教師們開始認真而專業地進行正宗訓練，向專家學習，更專程去中東地區做深入研究，尋找靈感。這是肚皮舞有史以來，第一次發展出規制化的教學方法和課程。

到了 1970 年代，美國社會各個階層都可以看到專業程度不等的肚皮舞者，有老有少，有富有貧，文化和種族背景各異。除了既成的俱樂部和電影演出之外，新的表演和教學展覽場地也開始出現。逐漸地，肚皮舞經常出現在各種慶典活動、籌資活動、文化中心、護理養生場所、以及公開和私人宴會之中。許多社區中心、青年社團、娛樂休閒場所、甚至高等學府也開始提供肚皮舞的教學課程。少數比較保守的地區會抵制這種舞蹈藝術，但專業舞者依然可以自己籌資並策劃私人性的教學課程和演出場合，用自己的方式來掌握舞蹈內容和環境。

美國專業舞者經常巡迴世界各地，透過教學、演出、出版、以及其後國際性的錄影和影碟傳播，來發揚並推廣肚皮舞的藝術精髓。她們致力於創建肚皮舞愛好者的社群，在歐洲、澳洲、南美洲和亞洲都有相當的成就。

到了二十世紀晚期，肚皮舞／東方舞蹈作為一種公眾娛樂藝術，開始在大部份的中東地區迅速消失。隨著原教旨主義在這些地區的擴張，當地女性受到嚴格禁止而無法演出這種傳統舞蹈。在這種狀況下，肚皮舞在美國以及中東以外的其他國家廣受歡迎，便成為這古老藝術得以存續的一盞明燈。當前西方世界專注於肚皮舞的舞蹈教室、學生、表演場地、以及專業舞者的數量，都比其他地區要多。

　　儘管如此，透過網路，各地舞者形成的國際性社群已然形成，並持續把肚皮舞推廣到全世界每一個角落。這個社群也會繼續保存肚皮舞，不管某些地區持續想進行迫害或壓抑。

　　隨著我們邁入二十一世紀，無數專業舞者繼續保存了肚皮舞在各個民族中的傳統舞蹈形式和特色。許多舞者更致力於融合古老的舞蹈動作和新的音樂與服裝形式以及詮釋手法。在其多采多姿、千變萬化的樣貌中，肚皮舞依然活生生地傳承了先人們的種種信念，即對於人類的腹部之為創意核心以及肉體之為靈魂殿堂的尊崇。

　　在自然之母的護佑之下，所有種族和文化背景的專業舞者將繼續透過肚皮舞——這古老而神祕的禮物——來啟迪、娛樂並教育下一代。

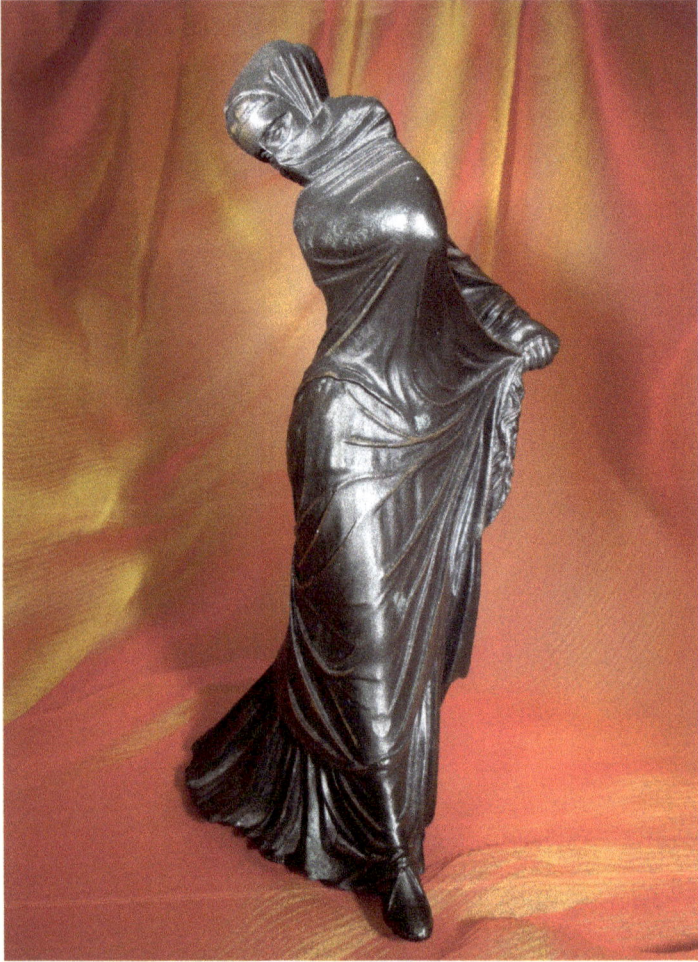

紗巾覆面的希臘—埃及舞者，青銅雕像，年代約為西元前三至二世紀。
現存於埃及的亞歷山大港（希臘統治時期），
原件之副本保存於紐約市的大都會藝術博物館。
（請注意舞者如何用紗巾突顯其臀部。）

第二十九章：飲食和生活方式

飲食和生活方式和學習肚皮舞有什麼關聯？嗯，妳若想掌握這種舞蹈藝術所能提供的所有助益，那麼兩者之間絕對有密切關聯。就算妳只想成為一個好舞者，妳也需要注重自己的飲食和生活方式，因為這些課題影響到妳個人和行為的方方面面。

毫無疑問的是，過度的壓力、貧乏的健身習慣和糟糕的飲食將會對妳的舞蹈能力產生絕大的負面影響——妳不必拿自己的金屬幣帶當賭注也可以明白這一點！因此，妳若想徹底發揮自己的潛力而舞出歡悅、技巧和藝術活力，就得準備好自己以致力於改善生活的這些部份。

飲食

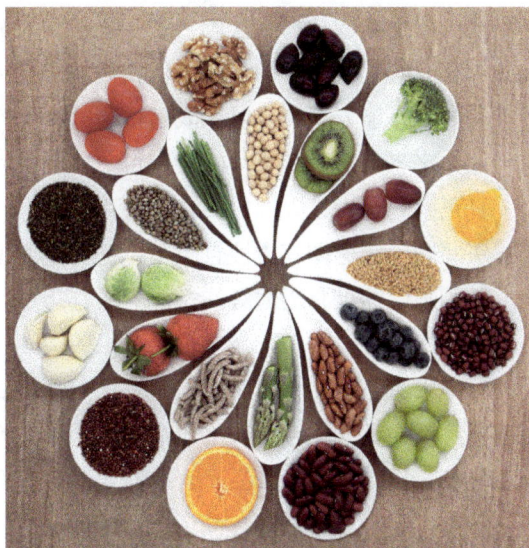

飲食是妳提供給身體的燃料。身體就像引擎，燃料出錯就無法良好運轉，甚至完全無法運作。我們都有自己獨特的基因編碼和生理化學機

制，然而某些重要而整體性的飲食原則依然適用於所有人。

請聆聽妳身體的聲音！這是最重要的原則，因為妳是獨特的個體，沒有人能比妳更了解妳自己。請注意各種不同的食物和其組合對妳有什麼樣的影響。妳是自我身體和其反應的專家，特別是飲食的內容、時間和方式。請試著養成習慣，隨時隨地注意飲食選擇，以讓自己在生理、心理和情緒上都能感覺良好。

盡量選擇不經人工處理的有機和天然食品。盡可能避免人工合成的食品添加物、精製的糖類、人工處理太過的食物、以及經過基因改造的食物。大量喝水。減少或完全避免酒精、毒品和藥物的攝取（後者最好經過醫生的指導）。

享受妳的飲食。飲食期間感受到的情緒會影響身體的消化和吸收過程。積極的思緒能引導體內產生正面的化學物質來影響心情。有壓力的時候最好避免飲食，寧可等自己能放鬆的時候再進食。良好的情緒有助於良好的消化。

請試著戒除讓自己上癮的食物。我們之中幾乎所有人都有至少一種有礙於身體健康卻怎麼吃也吃不夠的食物，但我們每個人也都有至少一種更健康的替代品，更有能力訓練自己完成這種替代。比方說甜食，特別是巧克力。巧克力本身很健康（可可成份在百分之七十以上的黑巧克力是最棒的），真正有問題的是大部份甜食和巧克力之中的精製糖類和人工配料。要解決問題，請選擇有機性且少糖（甚至是無糖或用甜菊糖調味）的甜食。我們眼前總是有更健康的選擇，愛吃巧克力的人也依然能吃個過癮！

選擇優質即對健康有益的飲食。市面上有許多美味可口的食物具有相當高的營養價值。廣受歡迎的幾種食物包括鱷梨、冷榨的椰油和橄欖油、藍莓、綠花椰菜、核桃、發酵食品（含有益生菌）、野生捕獲的魚類、以及理所當然的巧克力。自然而有機（非合成性）的維他命和礦物質補充物也很有助益。

萬一不小心吃錯了，也請不要太過自責。只要在下次改進並建立願景即可。放棄那些負面思緒，建立自信：妳知道自己會達成目標。

生活方式

要為自己創造更歡愉、更健康也更富足的生活方式，可以有許多種辦法，最重要的步驟之一則是培養積極的思緒。培養正面的思考方式和健康的情緒足以影響妳生活的方方面面，增進妳的整體生理發展，心理健康，以及感情愉悅。這對妳的舞技和妳透過舞蹈而把歡樂帶給他人的能力將有莫大的助益。

我們的世界充滿挑戰，我們當然也能感受到屬於自己這一部份的恐懼、憤怒、羨慕、悲觀、以及其他的負面感受。這些感受有其必要——它們是事情有欠順遂的警訊，要我們小心留神，找出解決問題的辦法。眼前的問題是，我們經常陷在這些負面感受之中而無法自拔（特別是恐懼！），甚至容許有害的思緒和反應成為規律性的習慣。這不但讓人難以體驗或面對，更會刺激我們的身體製造更多的腎上腺素、可體松和其他強而有力的化學物質，而對我們整體的健康活力造成損害。

我們若想活得快樂而健康，並把這良好的活力帶給家人、朋友和社群，就應該想辦法保持自己精神振奮，把芬多精等足以引發良好心情和積極感受的正面化學物質釋放出去。達成這個目標的方式有許多種，包括冥思，放鬆，娛樂性的健身活動（例如肚皮舞！），結交身心健康的朋友，建立有價值而充滿樂趣的事業，健康的生活環境，親近大自然，以及培養啟迪身心的靈性信仰。

實踐肚皮舞在肉體方面的規律原則能讓妳成為一個好舞者。實踐肚皮舞的整體原則，並配合以生理、心理、情緒和靈性方面都能保持健康的生活方式，會讓妳成為一個格外出眾更激勵人心的舞者。

《婀娜絢豔肚皮舞：基本動作與技巧指南》

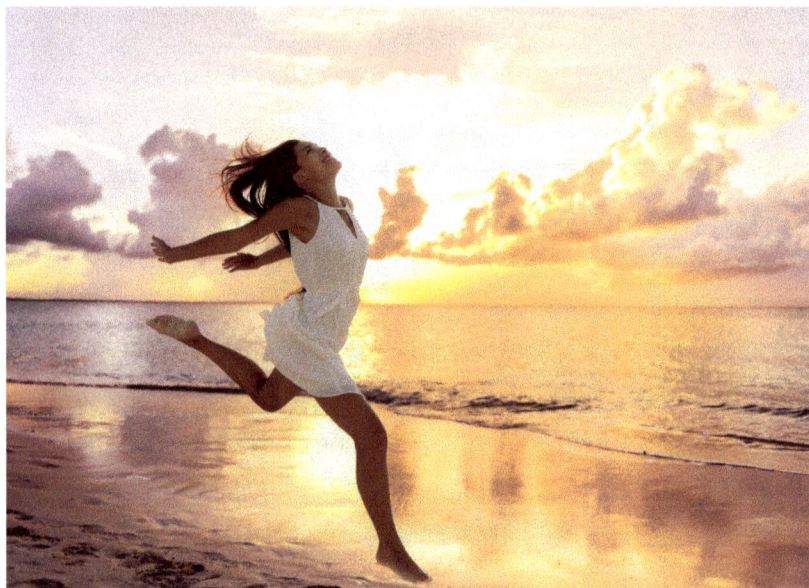

第三十章：作者 Atéa 介紹

　　Atéa 致力於肚皮舞這種古典和整體性藝術形式的演出和教學。她是 Magical Motion™ 所有錄影和影碟產品的製作人和教師，包括一系列的肚皮舞教學課程。她的錄影教學示範獲得了全國性和國際性的成功，對當前肚皮舞藝術在全世界的復興有著莫大的貢獻。

　　Atéa 是肚皮舞錄影教學示範的先驅，在古典和現代肚皮舞範式方面有著獨特教學技巧。她的教學特色在於以當代且易懂的形式傳達經典肚皮舞的種種傳統。

　　Atéa 來自美國中西部，在那裡展開了肚皮舞的演出和教學事業。她後來遷至洛杉磯，在那裡的無數場地進行演出和教學，並為當地電視台製作肚皮舞的教學和表演節目。

　　Atéa 和其音樂家丈夫 Denis 為舞蹈、健身和瑜珈進行世界性音樂的創作和編排。她希望能繼續奉獻於舞蹈和音樂的持續精進，提倡身、心、靈三方面的健康和歡悅。

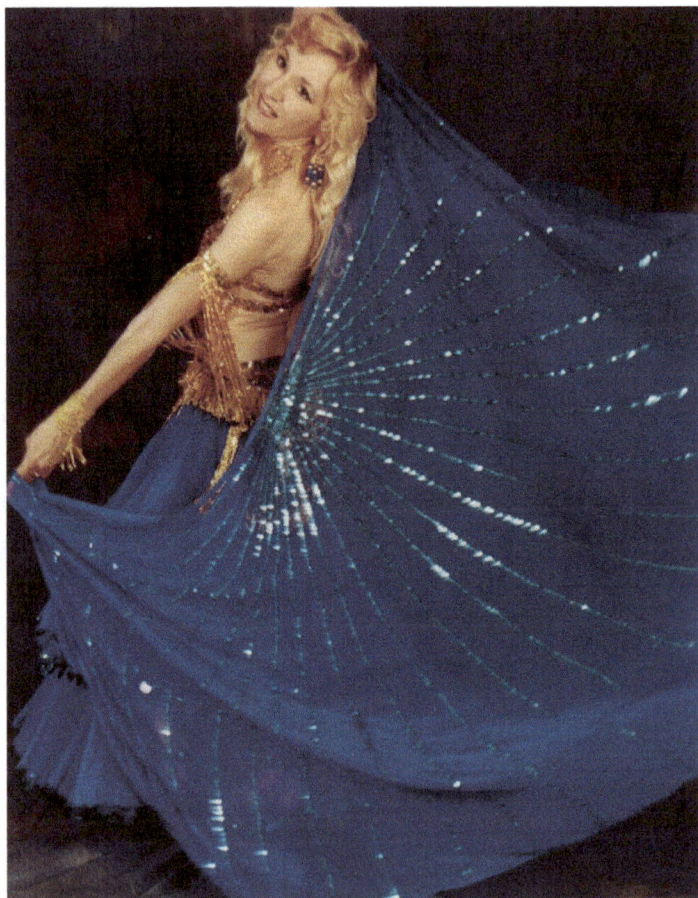

相關詞彙一覽

Almah（複數為 awalim）

埃及社會中的一群受過教育的女藝人，專精於音樂、舞蹈、詩歌、以及各種智識性而有趣的話題。她們在過去的埃及很常見，這一行現在卻多半已經沒落了。

Assuit

棉質或麻質的網狀布料，繡有金屬片以展現出傳統的幾何或其他圖案。自十九世紀以來（可能更早），埃及北部的艾斯尤特鎮 (Asyut) 便以製作這種極受歡迎的布料而聞名。古典或當代的 assuit 布料普遍受到肚皮舞者青睞，特別是想在服裝上表現傳統特色的舞者。

Baladi (Balady, Beledi)

這是一個阿拉伯語的形容詞，意為「鄉間」、「本土」或「來自鄉村地帶」。Raks Baladi 是埃及的傳統民俗舞蹈，其許多動作在各種肚皮舞範式中都可找到。Baladi 也可以指稱中東音樂常見的一種韻律。

Bedlah

這是廣受歡迎的俱樂部／歌舞秀式肚皮舞服裝的阿拉伯名稱，主要包括長裙，裝飾精美的臀部繫帶，以極相襯的緊身上衣。

Chifte Telli

常見的中東音樂韻律，速度通常較慢而充滿感情。其希臘版本稱為 tsifteteli，速度較快。

Cabaret Routine

歌舞秀式的肚皮舞表演形式，其有多重結構（通常包括三到七個部份），包括各種不同的速度、韻律和氣氛。歌舞秀式的肚皮舞表演最常用於俱樂部、餐館和音樂會，也常見於宴會和慶典。

Def (Daf, Duff)

一種波斯／阿拉伯框鼓，近似手鼓，但附有金屬環以產生額外的清脆叮鈴聲。

Doumbek (Dumbek, Dumbec, Doumbec, Darbuka)

一種中東地區的傳統手鼓，形狀像高腳杯，鼓身由黏土、木材或金屬製作，鼓面則是獸皮或塑膠。Doumbek 手鼓的獨奏常是許多肚皮舞表演的精彩高潮。

Ghawazee (Ghawazi)

埃及鄉間的一群專業舞者，於數百年前從印度北部遷徙到那裡。今日的 Ghawazee 人數不像過去那麼多，但她們的服裝、舞蹈動作和音樂都對現代肚皮舞有重要的影響。

Kanoun (Kanun, Qanun)

一種弦樂器（大型的琴），傳統常見於中東地區、中亞、非洲部份地區、以及歐洲東南部的某些地區。

Karsilama

一種九八拍的土耳其韻律，傳統常用於安那托利亞的民俗舞蹈，有時也用於歌舞秀式的肚皮舞表演。

Ney (Nay)

土耳其和阿拉伯長笛。

Oud

歐洲琵琶的土耳其、亞美尼亞、波斯和阿拉伯先驅，看起來像是大型的梨形吉他，肚腹深廣，頸部較短。

Raks (Raqs)

阿拉伯語的「舞」。

Raks Al-Assaya

阿拉伯杖舞。

Raks Baladi

中東地區鄉村地帶的舞蹈（傳統民俗舞蹈），其有許多傳統動作都可見於今日世界各地的肚皮舞。

Raks Sharki

「東方之舞」或「東方舞蹈」，指稱俱樂部／歌舞秀式肚皮舞的阿拉伯語。

Riqq

阿拉伯手鼓，直徑在二十到二十五公分之間。

Sagat (Zagat)

阿拉伯語的指鈸。

Shamadan

一種燭台。Raks Shamadan 即使用燭台的 Raks Sharki（東方舞蹈），用蠟燭點燃的燭台平衡在舞者頭上。

Tar

中東地區的一種框鼓，在圓框上覆以獸皮，類似大型的手鼓，但沒有叮鈴響聲。

Taxim (Takseem, Taqsim)

樂器隨興獨奏的阿拉伯語（任何一種樂器），也可指稱隨這種音樂表演的肚皮舞。音樂和舞蹈通常速度慢而讓人出神。

Zaghareet

高頻率而尖厲的喊聲，傳統用於中東地區、非洲部份地區、亞洲和印度，讓婚禮一類的歡樂場合更有活力，並對舞者的表演表示賞識。

Zar

埃及的一種傳統韻律，用於出神或靈修式舞蹈。這種舞蹈的特色是頭部和軀體上半部的輪轉，讓舞者的髮絲呈圓弧狀飛轉。

本書製作人員一覽

音樂：Denis K & Atéa, Magical Motion™ Enterprises

基本體態、胸腔隔離動作錄影示範所用樂曲：Aegean Chiftitelli

舞者妮娜 (Ninah) 舞蹈錄影示範所用樂曲：Doumbek and Tamborine

斷續式臀部動作錄影示範所用樂曲：Doumbek and Tamborine

滾動式臀部動作錄影示範所用樂曲：Raqs Anaheed

胸腔繞圈動作錄影示範所用樂曲：Aegean Chiftitelli

手臂和頭部動作錄影示範所用樂曲：Echos of Alhambra

臀部閃動、腳部移動和臀部樞轉動作錄影示範所用樂曲：Hand Drums, Riq, and Zils

波動和肚皮滾動動作錄影示範所用樂曲：Aegean Chiftitelli

「動作配合音樂」舞蹈錄影示範所用樂曲：Nile Cat

「動作轉移和變化的必要技巧」錄影示範所用樂曲：Tick Tock Ballady

Atéa 紗巾舞的錄影示範所用樂曲：Desert Dahlia

紗巾舞介紹的舞蹈錄影示範所用樂曲：Raqs Anaheed

「紗巾裹身」的舞蹈錄影示範所用樂曲：Opa Atlantis

「表演用服裝」的錄影示範所用樂曲：Fabulously Fahtiem

Atéa 劍舞的錄影示範所用樂曲：Echos of Alhambra

本書所用的音樂可從 www.MagicalMotion.com 網站聆聽或下載。

攝影

Ma*Shuqa: Carl Sermon Photography, Los Gatos, CA

Atéa 於本書封面的照片：Keith Drosin

免版權圖片：Love Your Dream © Morrbyte

Dreamstime 版權圖片：
心經曼陀羅 © Aleksandr Volkov
臀巾 © Katrina Trninich
金屬幣帶 © Penywise
基本手臂動作 © Photomak
地板運用 © Paul Hakimata
阿拉伯鼓 © Waldemarblut
吉普賽舞者 ©Scott Prokop
杖舞者 © Svetlana Senchenok
希臘式肚皮舞者 © Ijinna
寶萊塢式肚皮舞 © Christian Bertrand
美食拼盤 © Marilyn Barbone
沙灘奔跑 © Waldemarblut

《婀娜絢艷肚皮舞：基本動作與技巧指南》

《婀娜絢艷肚皮舞：基本動作與技巧指南》